その不調の原因は慢《まん》性《せい》上《じょう》咽《いん》頭《とう》炎《えん》にあった

医師・医学博士
堀田 修

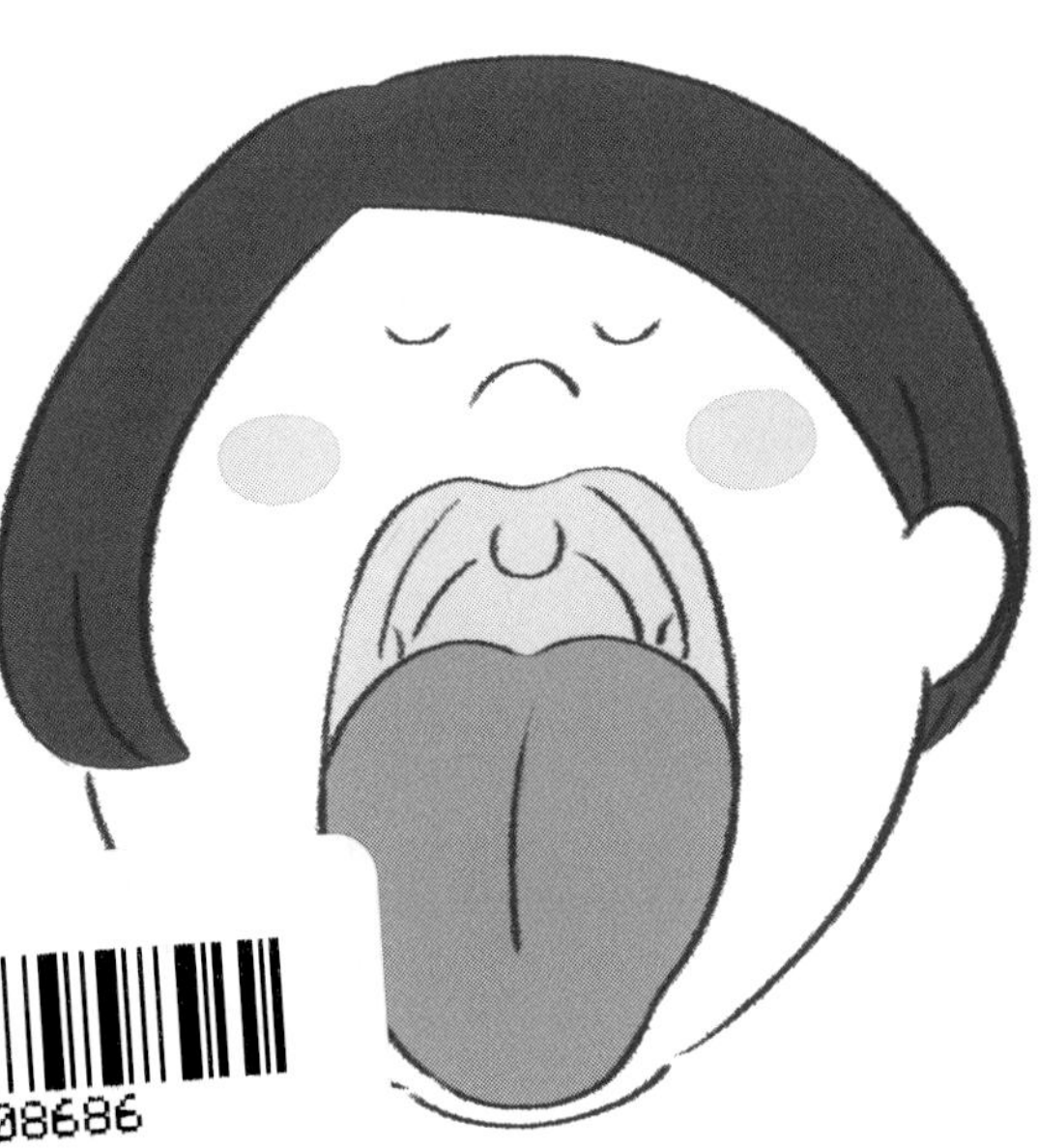

扶桑社

その不調、慢性上咽頭炎が原因かも

まずは、左のイラストをご覧ください。
もし、**あなたがこういった病気や不調に悩まれているなら**、
きっと本書がお役に立てると思います。
これらを引き起こす「おおもと」の原因となるのが、
これから詳しく取り上げる**「慢性上咽頭炎」**なのです。

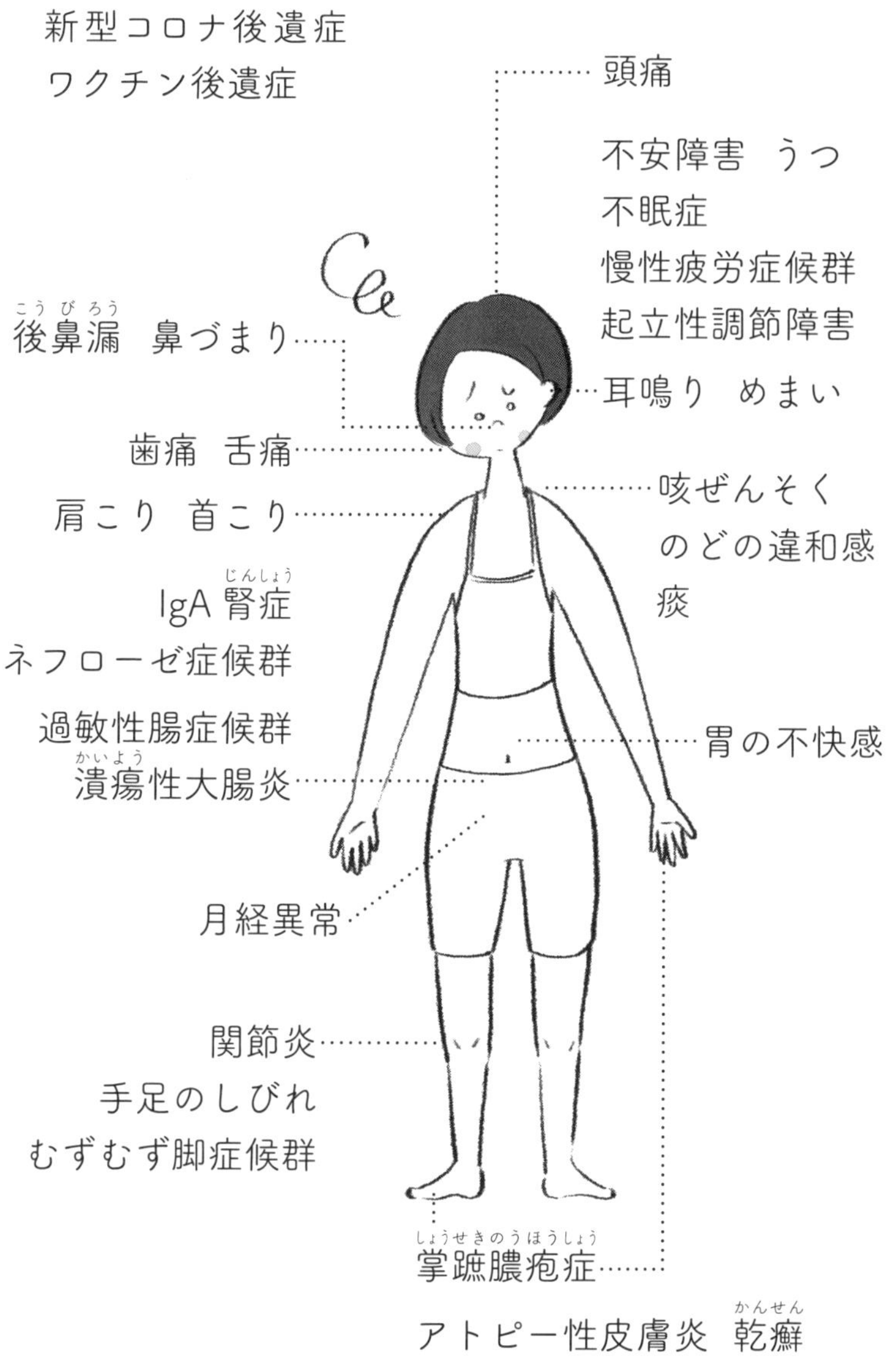
新型コロナ後遺症
ワクチン後遺症
頭痛
不安障害　うつ
不眠症
慢性疲労症候群
起立性調節障害
後鼻漏《こうびろう》　鼻づまり
耳鳴り　めまい
歯痛　舌痛
咳ぜんそく
のどの違和感
痰
肩こり　首こり
IgA 腎症《じんしょう》
ネフローゼ症候群
過敏性腸症候群
胃の不快感
潰瘍《かいよう》性大腸炎
月経異常
関節炎
手足のしびれ
むずむず脚症候群
掌蹠膿疱症《しょうせきのうほうしょう》
アトピー性皮膚炎　乾癬《かんせん》

慢性上咽頭炎とは？

前項（2～3ページ）で挙げた、さまざまな不調。症状が起こる体の部位にせよ、現れる症状にせよ、多種多様で、まったく異なる病気と捉えるのが一般的な考え方です。**しかし実は、これらの不調を引き起こす「おおもと」は共通しています。**その「おおもと」というのが、鼻の奥にある**「上咽頭《じょういんとう》」**という部位です。口蓋垂《こうがいすい》（のどちんこ）の裏側に位置しています。

呼吸によって左右の鼻の穴から吸い込まれた空気は鼻の奥で合流して、肺に続く気管へと向かいます。鼻から入った空気が流れを変える場所が、上咽頭です。

吸い込んだ空気には、ほこりやダニ、さまざまな細菌やウイルスなど、体に有害な異物が含まれていることがあります。私たちの体には、こうした異物から体を守るための「免疫」のしくみが備わっています。上咽頭はこれら異物との最初の接触地点であり、この場所で炎症が起こるのが**「上咽頭炎」**です。

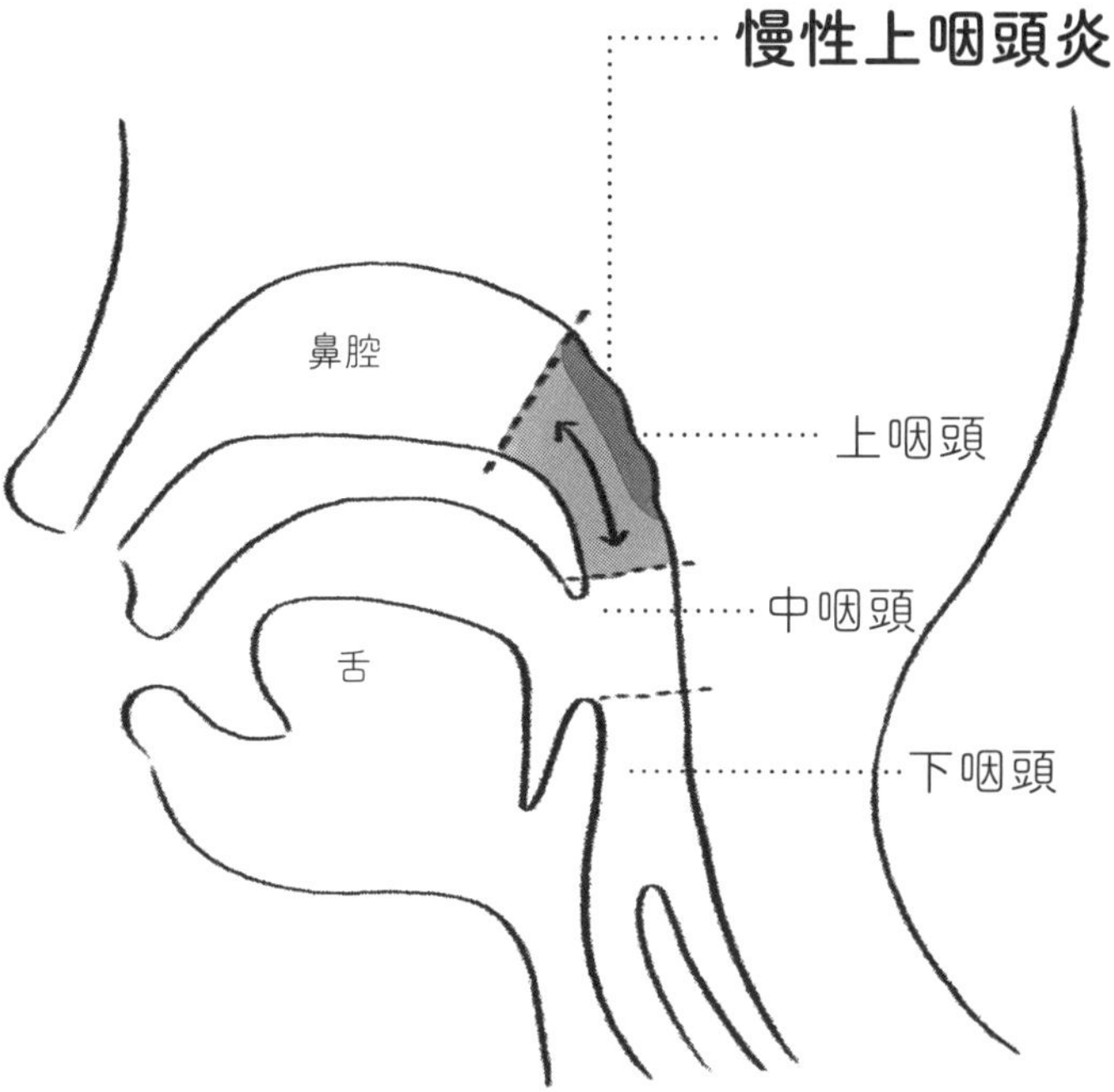
慢性上咽頭炎
鼻腔
上咽頭
中咽頭
舌
下咽頭

もともと上咽頭は、細菌やウイルスが侵入して増殖することにより、炎症を引き起こしやすい場所です。上咽頭に炎症が起こると、鼻水や咳《せき》、のどの痛み、つまり、風邪のような症状が現れます。こうした急性の上咽頭炎であれば、抗生剤や消炎剤などで治療できますし、少し経てば自然に治ることが多いものです。

ところが、なんらかの理由によって、上咽頭の炎症が慢性化した状態になってしまうことがあります。これを**「慢性上咽頭炎」**と呼びます。

慢性上咽頭炎は**「ウイルスや細菌などの感染」と「環境や生活習慣、ストレスなど感染以外の原因」という二つが影響しあって起こる**と私は考えています。

慢性上咽頭炎でも、しつこく続く咳、のどの痛み、鼻づまり、頭痛など、急性の上咽頭炎（風邪）と似た症状が現れるのが典型的です。しかし、急性の上咽頭炎とは違い、抗生剤や消炎剤が効かないという特徴があります。

しかも、さらなる大きな問題が生じます。それは、**この慢性的な炎症が病巣《びょうそう》となって、体の離れた場所にまで、さまざまな病気や不調をもたらす**ということです。

なぜ、鼻の奥にある上咽頭の炎症が全身に不調をもたらす原因となるのか？　そのメカニズムについては本書で詳しく説明していきます。

ここで強調しておきたいのは、**慢性上咽頭炎を治療することにより、関連する症状が劇的に改善していく**ということです。病院に行っても原因不明だったり、治療を受けてもいっこうに効果がなかったりした症状が、慢性上咽頭炎の治療でウソのようによくなったケースが多くあります。

そもそも、慢性上咽頭炎は決して珍しい病気ではありません。程度の差はあれど、多くの人によく見られる病態（病的状態）です。例えば、読者の皆さんにも「のどがしじゅう痛い、違和感がある……」といった症状に身に覚えのある方がいらっしゃることでしょう。これは非常に高い確率で慢性上咽頭炎の可能性があります。

本書では、慢性上咽頭炎の治療や、上咽頭の炎症を悪化（慢性化）させない予防法についても詳しくご紹介します。ぜひ本書をさまざまな病気や不調の解消に役立て、健康な体を取り戻してください。

あなたは大丈夫？ 慢性上咽頭炎チェックリスト

慢性上咽頭炎があるかどうかは、専門的知識を持つ医師に診断してもらう必要がありますが、**セルフチェック**でおおよその見当をつけることもできます。次の項目に当てはまるかどうか、チェックしてみてください。

□朝起きると、のどがイガイガする、痰がからむ
□鼻水がのどを流れ落ちてくる
□咳がいつまでも続いている
□疲れ、頭痛、肩こりがとれない
□しょっちゅう風邪をひく
□口を閉じると、あごに梅干しのようなしわができる

□唇がいつも乾燥している
□耳の下（胸《きょう》鎖《さ》乳突筋《にゅうとつきん》）を触ると痛みがある
□睡眠中、いびきや歯ぎしりがある
□すっぱいものがこみ上げることがある
□舌の側面に歯型がついている
□タバコを吸っている

2個以上に当てはまるようなら、
慢性上咽頭炎の可能性があります！

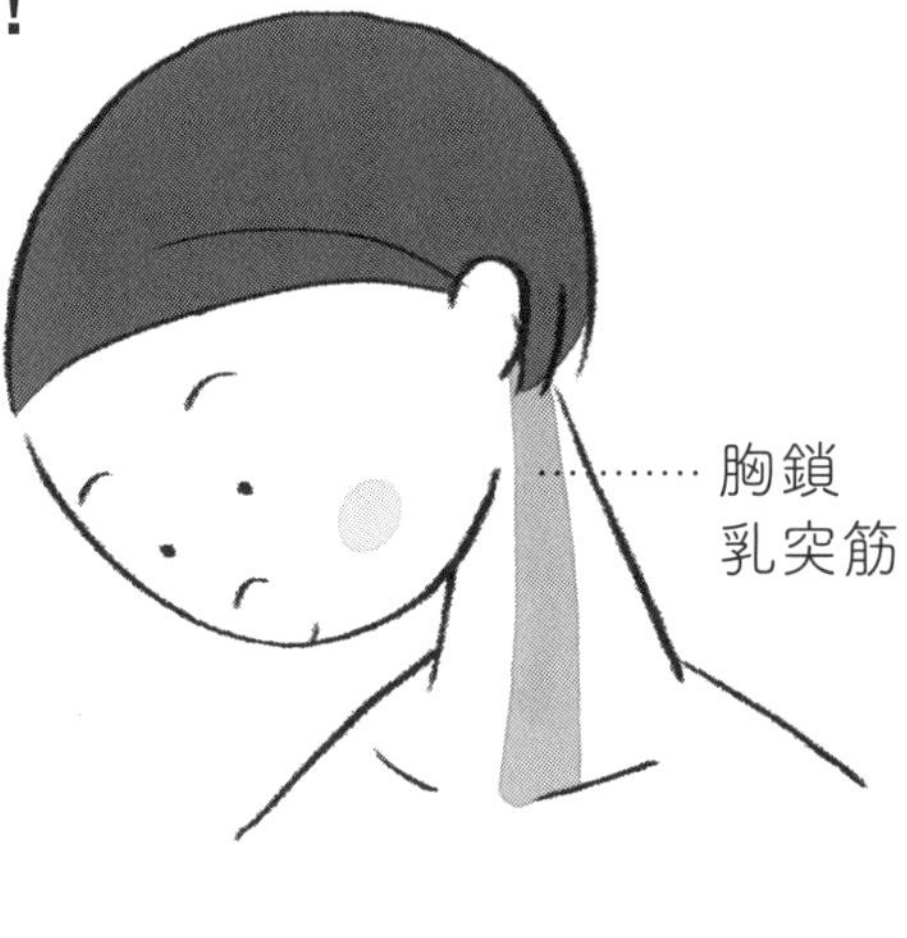

有効な治療法「EAT（上咽頭擦過療法）」

慢性上咽頭炎には現在、処方できる薬はありません。ですが、ご安心ください。たいへん有効な治療法があります。

それが**「上咽頭擦過《さっか》療法」**です。最近では、英語訳の「Epipharyngeal Abrasive Therapy」の頭文字を取って**「EAT」**（イート）と呼ばれています。

手法としては単純なもので、0・5〜1・0％濃度の**塩化亜鉛《えんかあえん》**の溶液を浸み込ませた綿棒を鼻から、咽頭捲綿子《いんとうけんめんし》（のどの奥に薬を塗るための医療器具）を口から直接入れ、上咽頭にこすりつけるという治療法です。

この際、塩化亜鉛を軽く塗るだけではあまり効果がなく、綿棒をしっかりと上咽頭にこすりつける必要があります。単純な方法ではありますが、こすりつける力加減などには多少のコツがあって、治療者の熟練を要します。

EATを行ったとき、慢性上咽頭炎がある人と、そうでない人とでは、実は反応がまったく違います。

上咽頭は常に体外からの異物の侵入にさらされているため、健康な人でもある程度の炎症があるものです。けれど、それが病的な炎症でない限り、EATを行ってもさほどの痛みはありません。出血もないか、あっても軽度です。

ところが、上咽頭に病的な炎症が起こっていると、綿棒をこすりつけることで激しい痛みを感じるのです。大の大人でも耐えきれずに涙を流すようなことが珍しくないほどです。また、炎症が激しいほど大量の出血が起こり、挿入した綿棒に血が付着します。白い塊状の膿《うみ》（死んだ免疫細胞や細菌、ウイルスなどがたまったもの）が取れることもあります。

こうした痛みや出血の程度が、慢性上咽頭炎を見分ける重要なポイントの一つになります。**EATは慢性上咽頭炎の「治療」になると同時に、「診断」にもなるのです。**

「とても痛い、出血する」と聞いて、怖くなってしまう人もいるかもしれませんが、EATは高い治療効果を発揮します。慢性上咽頭炎が治っていくにつれ、EATを行っても痛

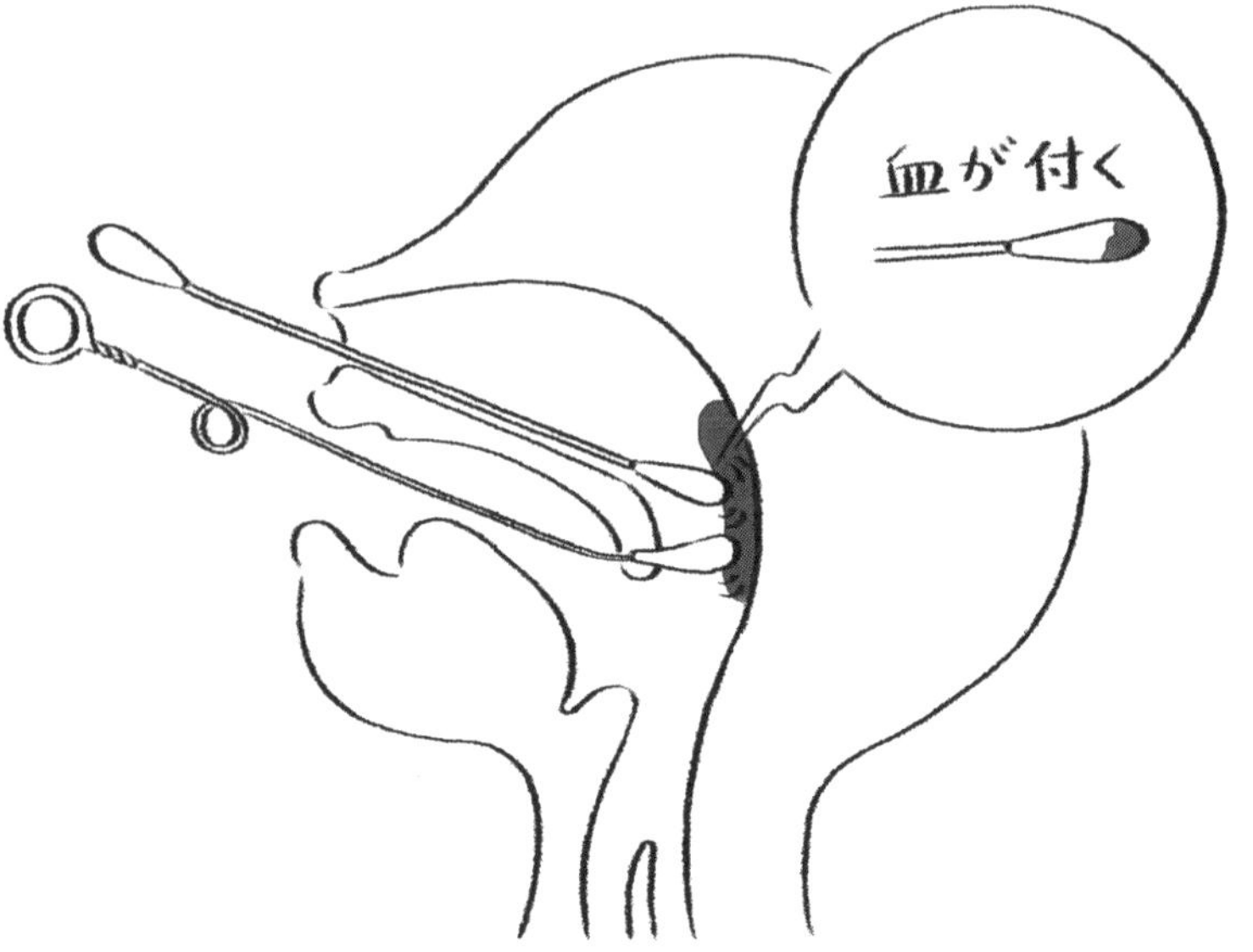
血が付く

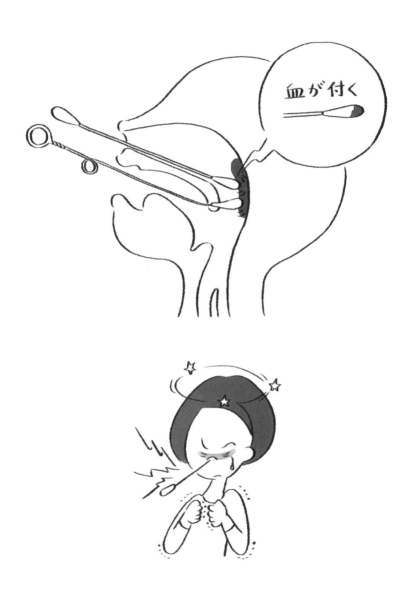

まないようになっていきます。そして、さまざまな不調や症状も改善していきます。

もし、8～9ページで紹介したチェックリストで慢性上咽頭炎が疑われる場合は、EATを試す価値があると言えます。

ちなみに従来、この治療は「Bスポット療法」と呼ばれていました。「B」は鼻咽腔《びいんくう》の頭文字を取ったもので、上咽頭治療のパイオニアである故・堀口申作《しんさく》先生（東京医科歯科大学名誉教授）の著書『原因不明の病気が治るDr.堀口の「Bスポット療法」』（光文社）の中で、読者の関心を高めるために出版社が命名したのだそうです。

私も以前は「Bスポット療法」と呼んでいましたが、近年では慢性上咽頭炎の治療について海外からの問い合わせも増えてきたため、海外の人にもわかりやすいように、英語訳の略称「EAT」を用いることにしたのです。

慢性上咽頭炎の治療の歴史やEATの効果については、本書の第1章・第2章でさらに詳しく述べることにします。

新型コロナ後遺症、ワクチン後遺症にもEATが有効

2020年から全世界に猛威を振るった新型コロナウイルス。

2023年5月にWHO（世界保健機関）が緊急事態宣言の終了を発表し、日本でも新型コロナが5類感染症（感染症の分類で危険性が最も低いとされる）に位置づけられましたが、ウイルスが消え去ったわけではなく、その脅威がいつまた再燃するとも限りません。

そんな中、今、世界中で大きく注目されているのが「新型コロナ後遺症」です。全身の疲労感、倦怠感をはじめ、さまざまな症状が2カ月以上にわたって持続するもので、感染から1年、2年と経過しても、後遺症に苦しむ人が少なからずいます。

国立国際医療研究センターの調査報告では、新型コロナ感染症にかかって各地の病院などを受診した患者のうち、「1年半後にもなんらかの症状がある」と訴えた人の割合が25・8%にも上りました。厚生労働省研究班が約19万5千人を対象に行なった大規模調査でも、新型コロナに感染した成人の1～2割以上が「倦怠感などの症状が2カ月以上続い

た」と報告しています。コロナ後遺症とよく似た症状が起こる「新型コロナワクチン後遺症」もかなりの数に上ると考えられます。

実は、新型コロナ後遺症やワクチン後遺症に悩む患者さんを診察すると、「ほぼ全員」といってよいほどの高い割合で、激しい慢性上咽頭炎が見つかります。もともと慢性上咽頭炎は多くの人に見られますが、新型コロナ感染症や新型コロナワクチン（mRNAワクチン）の副反応によって慢性上咽頭炎が悪化し、その影響でさまざまな症状が起こると考えられます。

そして、**新型コロナ後遺症・ワクチン後遺症の改善には、慢性上咽頭炎の治療であるEATが有効です。**これに関しては、複数の医師や大学などの研究機関が報告や論文発表を行っています。

新型コロナ後遺症・ワクチン後遺症については第5章で述べますので、慢性上咽頭炎との関わりに注目してみてください。

「かにゆで体操」で口呼吸を改善

慢性上咽頭炎を治療するには、医療機関でEATを受けることですが、どうしても痛みを伴うことや、正しい知識を持つ医師でないと行えないという側面もあります。

そこで本書では、**慢性上咽頭炎の予防や症状の悪化を防ぐためのセルフケア**の方法も紹介しています（第3章）。そもそも上咽頭は炎症が起こりやすい場所なので、日頃からセルフケアを習慣にし、慢性上咽頭炎や他の感染症を未然に防ぐことが大切です。

ここでは、おすすめのセルフケアの一つ、**「かにゆで体操」**をご紹介します。「口呼吸」を改善するのに、とても有効です。詳しくは105〜107ページ（「舌の上あご押し」）で解説しますが、**口呼吸は慢性上咽頭炎を悪化させる大きな要因**です。

「かにゆで体操」は口の周りの筋肉（口輪筋《こうりんきん》）をやわらかくして、舌の位置を正常化し、自然と鼻で呼吸するようになります。下あごや頬のたるみの改善効果も期待できます。なお、立位で腰に手を当てて行うとより効果的です。

かにゆで体操

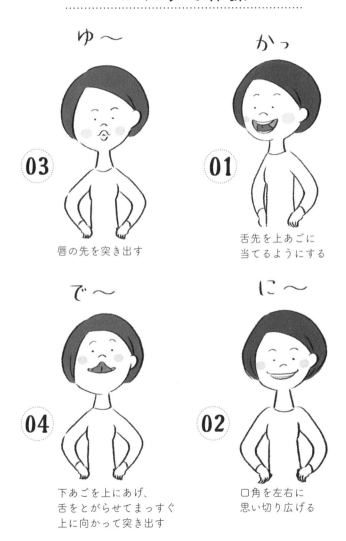

舌先を上あごに
当てるようにする

口角を左右に
思い切り広げる

唇の先を突き出す

下あごを上にあげ、
舌をとがらせてまっすぐ
上に向かって突き出す

※立った状態で腰に手を当てて「かにゆで」と発声しましょう

はじめに

医学の教科書に載っていなかった「慢性上咽頭炎」という概念に私が出合ったのは2005年。当時は仙台市内の基幹病院の腎臓内科で腎臓内科医をしていました。腎炎はのど風邪をきっかけに悪化することが知られており、当初は慢性腎臓病の治療として慢性上咽頭炎の治療である上咽頭擦過療法（EAT）を取り入れました。

すると、腎臓病だけでなく、頭痛、首肩こり、めまい、不眠、咳ぜんそく、潰瘍性大腸炎、慢性湿疹、関節炎など、実に多彩な症状が改善する症例が少なくないことがわかりました。つまり、さまざまな疾患や症状の根本原因として慢性上咽頭炎が関わっていることに気づいたのです。そして、腎臓病の枠を超えて、慢性上咽頭炎の知見をもっと深めたいという思いと、広く世の中に慢性上咽頭炎とEATを知ってもらうことが、多くの人々の恩恵につながるのではという期待感が私の中で日々、強くなっていきました。

そこで、2011年に「木を見て森も見る医療」を理念に掲げて、対症治療だけでなく根本治療を取り入れた医療を実践するクリニックを開業し、これまで４０００人を超す慢性上咽頭炎の患者さんにＥＡＴを実施してきました。そして、皆さんの啓発を目的とした慢性上咽頭炎とＥＡＴに関する本を、これまでにも幸運なことに、何冊か上梓する機会がありました。本書は私の４０００例の治療経験をもとに慢性上咽頭炎治療の総集編としてまとめたものです。

２０１９年に耳鼻咽喉科医の学会である日本口腔・咽頭科学会に原渕《はらぶち》保明《やすあき》旭川医大名誉教授を委員長とした「上咽頭擦過療法検討委員会」が設立され、現在、ＥＡＴ手技の標準化ならびにＥＡＴの効果について臨床研究が進行中です。本書ではこのＥＡＴ検討委員会のメンバーの先生方にも執筆の協力をいただきました。

「慢性上咽頭炎」も「ＥＡＴ」も、未だに医学の教科書に載っていませんので、かつての私もそうでしたが、医師の大半は慢性上咽頭炎のことを知らないのが現状です。本書が原因不明のさまざまな体調不良で悩んでいる方々の光明になるかもしれません。

目次

第3章

自宅でできる慢性上咽頭炎改善法

第4章 慢性上咽頭炎を引き起こす生活習慣

第5章 慢性上咽頭炎が万病を招く理由

第6章 医師が証言！ EATで多くの患者が快方へ

第1章

慢性上咽頭炎を治すと不調が消える

上咽頭は常に戦場！　炎症が起こりやすい

慢性上咽頭炎は、上咽頭に慢性的な炎症を起こしている状態です。5ページの図に示したように、上咽頭は咽頭（のど）のいちばん上の部分です。鏡の前で口をアーンと開けると見える口蓋垂《こうがいすい》（のどちんこ）の向こう側の壁が中咽頭で、その下が下咽頭です。上・中・下を合わせて咽頭と呼びますが、実は上咽頭は、中咽頭および下咽頭とは異なる構造をしています。

中咽頭と下咽頭は、口から入る食物と空気が行き交うため、口の中と同じように「扁平《へんぺい》上皮《じょうひ》」という頑丈で平らな形をした細胞組織が表面を覆っています。一方、上咽頭は、鼻から出入りする空気の専用通路です。そのため、鼻腔や気管と同じように「繊毛上皮《せんもうじょうひ》」で覆われています。繊毛上皮はその名のとおり、表面に細かい繊毛を備えた細胞組織です。繊毛上皮は、空気とともに入ってくる細菌やウイルスなどの病原体を吸着する働きがある

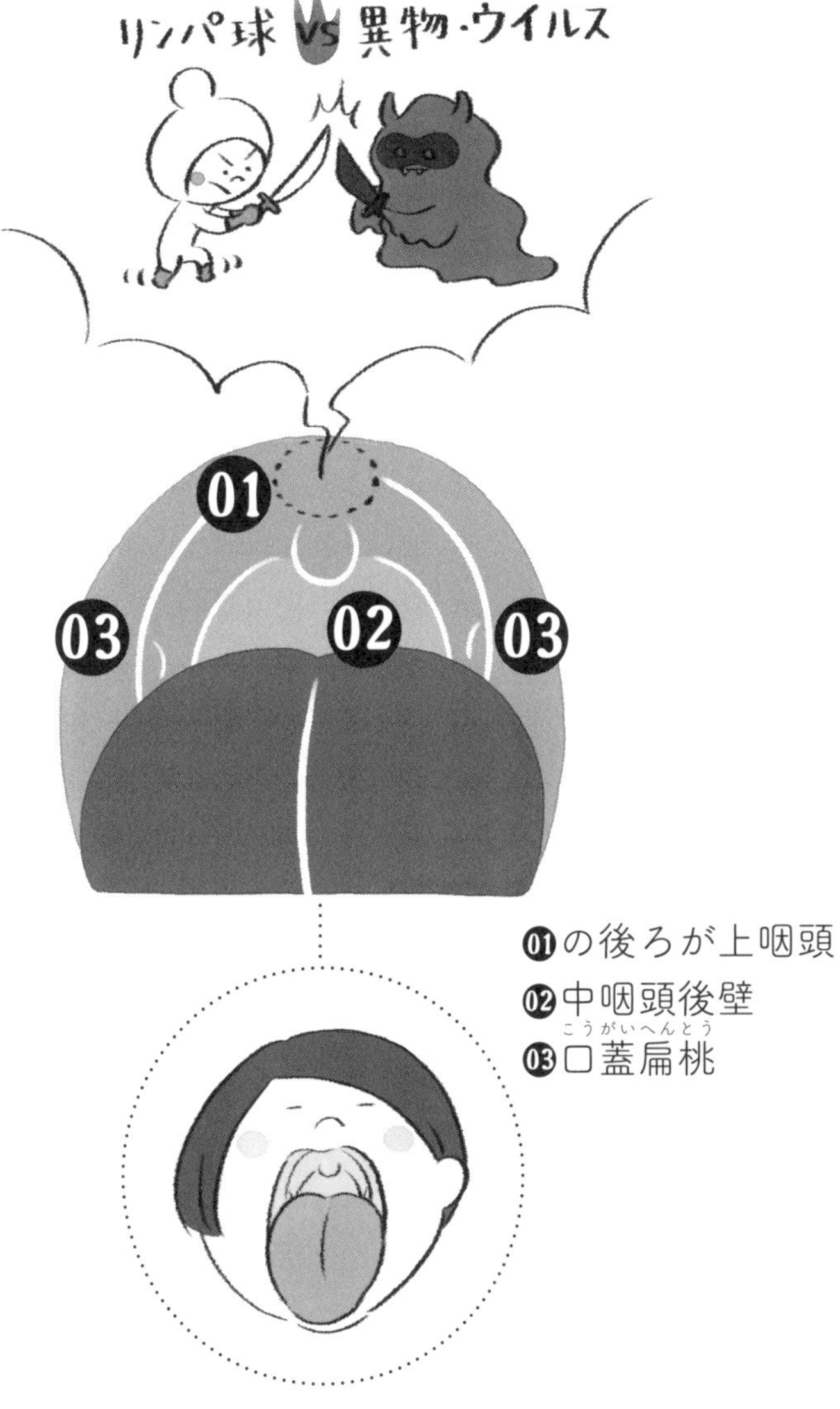
リンパ球VS異物・ウイルス
01
03
02
03
01の後ろが上咽頭
02中咽頭後壁
03口蓋扁桃《こうがいへんとう》

ほか、体を守る免疫機能として働く「リンパ球」が多数存在しています。

健康な人でも、上咽頭を綿棒で擦過する（こする）と多数のリンパ球が採取されます。特徴的なのは、上咽頭のリンパ球は多くが活性化された状態にあり、いつでも細菌やウイルスと戦える臨戦状態にあるということです。これは、上咽頭が体内に侵入してくる異物との最初の接触地点であるからこそです。そして炎症とは、体内に侵入した異物を免疫機能が攻撃・排除しようと働いたことにより起こる反応です。つまり、**上咽頭は常に戦場のようなもので、炎症が非常に起こりやすい部位**なのです。

主な症状は、のど周辺の不快感

慢性上咽頭炎は、主な自覚症状として、のど周辺のトラブルを多くもたらします。例えば、次のようなものが挙げられます。

・のどの痛み
・のどの奥がつまったような感じ
・のどがイガイガする
・朝、起きると痰がからむ
・咳がいつまでも続いている
・鼻づまり、後鼻漏《こうびろう》（鼻水がのどのほうに流れ込んでくる症状）

ところで、のどの痛みを感じて受診したら、口を開けさせられて、医師が口の奥を観察して、「炎症は特に見当たらないようですね」と言われた経験はありませんか。それもそのはず、炎症を起こしているのは外から目視できる中咽頭ではなく、上咽頭だからです。

ところが、当の患者さん自身ものどの奥（中咽頭より下）に痛みを覚えています。後ほど紹介しますが、上咽頭に通っている神経からの痛みの信号を脳が勘違いした結果、中咽頭のあたりが痛いと感じるのです。この不思議な現象については、医学の教科書に記載されておらず、この領域を専門とする耳鼻咽喉科の医師にもあまり関心を持たれていないというのが現状です。

実は、本書のテーマである「慢性上咽頭炎」という概念も現在、医学の教科書への記載はありません。近年では２０１３年に発足した「日本病巣疾患研究会《にほんびょうそうしっかんけんきゅうかい》」が慢性上咽頭炎の概念の普及に努めており、研究会には全国各地の医療機関、中には大学病院の先生方も参加されています。

ですが、まだまだ慢性上咽頭炎の概念が医学的〝常識〟として広く知られるにはいたっておらず、知識のある医師も限られています。慢性上咽頭炎が全身のさまざまな症状を引き起こすということなど、ほとんどの医師は知りません。

しかしながら、慢性上咽頭炎はなにも最近になって発見されたわけではないのです。日本では60年ほど前に、慢性上咽頭炎（当時は「鼻咽腔炎《びいんくうえん》」と言われることが一般的だったようです）が注目されたことがありました。その歴史を少し紐解《ひもと》いてみましょう。

慢性上咽頭炎は60年以上前に注目されていた

慢性上咽頭炎の症例報告は戦前からあったようですが、その研究のはじまりとなったのは、大阪医科大学（現・大阪医科薬科大学）の初代耳鼻咽喉科教授であった山崎春三先生、東京医科歯科大学の初代耳鼻咽喉科教授であった堀口申作先生です（ともに故人）。お二人は慢性上咽頭炎について、当時の日本耳鼻咽喉科学会での研究報告や論文発表をされています。

その当時から、**慢性上咽頭炎によって自律神経や免疫の働きに不具合が生じ、さまざまな症状を引き起こす**と考えられていました。この上咽頭炎は肉眼ではわからず、塩化亜鉛を塗布した綿棒で上咽頭を擦過することにより、痛みと出血があることこそが、炎症を有する所見であると堀口教授は述べています。

現在、私たちが上咽頭擦過療法（ＥＡＴ）と呼んでいる治療法も、慢性上咽頭炎に対して昔から行われていました。いつ、誰が始めたのか正確にはわからないのですが、かつては堀口先生の著書の中で名づけられた「Ｂスポット療法」の名称で呼ばれていました。

山崎先生、堀口先生のご活躍によって、慢性上咽頭炎は１９６０年代～70年代にはかなり注目を集め、Ｂスポット療法も原因不明の頭痛やめまいなどに対して、一部の医師の間で熱心に行われていたようです。

しかし残念ながら、当時の医学知識や技術では、上咽頭と全身の症状の関連のメカニズムを十分に検証することができませんでした。

また、治療にかなりの痛みを伴うことも影響してか、慢性上咽頭炎の概念は医学界に定着することなく、いつしか廃《すた》れていったのです。ほかに、「上咽頭への処置は診療報酬の点数が低く、医療機関が儲からないこと」や「当時のブームの中、Ｂスポット療法が万病に効くとの論調が生まれ、かえって医師の懐疑心を招いた」などの理由もあったのではないかと私は推測しています。こうして、いったんは忘れかけられた慢性上咽頭炎でしたが、とあるきっかけで私はこれに着目することになったのです。

慢性上咽頭炎に着目したきっかけ――IgA腎症

私が慢性上咽頭炎に着目したのは、2005年に**「IgA腎症《じんしょう》」**患者のAさん（30歳・女性）と出会ったことにさかのぼります。

IgA腎症は指定難病の一つで、わが国の疫学調査では3万人以上の患者がいるとされています。IgA（免疫グロブリンA）は、体内に侵入した細菌やウイルスなどを排除しようと働く「抗体」の一種です。IgA腎症では異常なIgAが作られ、腎臓内で血液をろ過して尿を作る装置である「糸球体《しきゅうたい》」に沈着します。そして、糸球体の細い血管に炎症が起こって破れてしまい、尿中に赤血球とタンパク粒子がもれ出します。そのため、血尿やタンパク尿が見られるようになり、進行すれば腎不全に陥ります。

Aさんは21歳の健康診断で初めて尿潜血が陽性、22歳の健診では尿タンパクも陽性となり、腎臓内科専門医を受診しました。慢性糸球体腎炎（糸球体に持続的に炎症を生じる病気の総称。IgA腎症はその一つ）が疑われましたが、尿タンパクの程度が軽度であったため、経過観察となりました。その後、尿タンパクが徐々に増加して、28歳のときに地元の大阪の病院で腎生検を受けたところ、IgA腎症が判明しました。4段階で表されるIgA腎症の予後分類（①予後良好②予後比較的良好③予後比較的不良④予後不良）がすでに3段階目の予後比較的不良群でした。

そこでAさんは**扁摘《へんてき》パルス**（扁桃《へんとう》摘出術＋ステロイドパルス療法）という治療を受けたのですが、2年経っても血尿とタンパク尿が持続するため、当時、私が勤務していた仙台社会保険病院（現・JCHO仙台病院）腎センターを受診されました。

ここで、扁摘パルスについて解説します。この治療は私が1988年に考案し、現在ではわが国のIgA腎症の標準的治療の一つとなっています。

扁桃は、のどの奥にあるリンパ組織（免疫器官）です。口の中の細菌や外から入ってくる微生物などの有害物質から体を守る働きを担っています。ところが、扁桃に慢性的な炎症が起こると、免疫のシステムが誤作動を起こしてしまい、その結果、扁桃から遠く離れた臓器、血管、皮膚などに炎症が生じます。このような全身の病気の原因となる炎症部位を「原病巣《げんびょうそう》」、そして全身の病気を「二次疾患」と呼びます。扁桃が原病巣となって起こる二次疾患は、ＩｇＡ腎症と手足に湿疹ができる掌蹠膿疱症《しょうせきのうほうしょう》が代表的です。

そこで慢性炎症のある扁桃を摘出、さらに、全身をめぐっている誤作動を起こして自分を攻撃するリンパ球（白血球の一種）を大量のステロイドの点滴（ステロイドパルス）で死滅させ、狂った免疫システムをリセットする。これが扁摘パルスです。

比較的早期の段階であれば、扁摘パルスによってＩｇＡ腎症の患者さんの約８割は血尿もタンパク尿も消え、寛解・治癒が得られます。早期の段階を過ぎて進行した症例では、糸球体からもれ出るタンパク尿は消えませんが、やはり約８割の患者さんで糸球体血管炎の指標である血尿が消失します。

では、残り２割の患者さんの糸球体血管炎（血尿）をどうしたら治せるか？　当時の私はそれを模索していました。
そこで注目したのは、「のど風邪をひいた後に血尿が悪化する」というIgA腎症の特徴です。文献を調べるうちに、のど風邪の原因が実はのどの奥ではなく、鼻の奥の外からは見えない上咽頭の炎症であることを知りました。**上咽頭に炎症があるかどうかは、綿棒で鼻の奥をこすったときの出血の有無で判断できる**ことも知りました。山崎先生、堀口先生らの論文も取り寄せて勉強し、上咽頭が極めて重要な場所ではないかと考えるようになっていたのです。

Aさんが私の治療を受けに来たのは、ちょうどそんなときでした。Aさんの上咽頭を薬液に浸した綿棒でこすると、綿棒にべったりと血液が付着しました。Aさんは治療の前からのどに違和感があったのですが、その原因は上咽頭の慢性炎症だったのです。上咽頭こそが原病巣だと直感した私は、Aさんに3週間の入院（遠方からの来院だったため）をしていただき、慢性上咽頭炎に対するEAT（上咽頭擦過療法）を毎日と、免疫システムをリセットするステロイドパルス療法を３回繰り返しました。そして、３週間後には血尿もタンパク尿も消失して寛解状態となり、Ａさんは無事退院して大阪に戻られたのです。

Ａさんの例をきっかけに、ＩｇＡ腎症の患者さんの上咽頭を擦過してみたところ、ほとんどの人が強い慢性上咽頭炎を持っていることがわかりました。そこで、扁摘パルスとＥＡＴをＩｇＡ腎症の患者さんに実施していったところ、治療成績が向上したばかりか、次々と興味深い気づきがあったのです。

思いがけない改善報告が続々と聞かれるように

ＩｇＡ腎症の患者さんの糸球体血管炎（血尿）を改善するために、私は２００５年からＥＡＴを治療に取り入れました。すると、患者さんから思わぬ声を聞くようになりました。

「頭痛がなくなった」

「のどのつかえた感じがなくなった」

「のどの痛みがなくなった」

「風邪をひかなくなった」

「よくあった腹痛がなくなった」

「肩こりを感じなくなった」

「以前は仕事から帰るとどっと疲れが出ていたが、疲れにくくなった」

「生理前の体調が前よりよくなった」

「アトピーが軽くなった」

などなど、枚挙にいとまがありません。


自らの臨床を通じて、慢性上咽頭炎に対するＥＡＴが実にさまざまな効果をもたらすことに気づいた当時、仙台の基幹病院で腎センター長をしていた私は、腎臓内科という枠の中で患者さんを診療することがだんだん窮屈になっていきました。

そこで、腎臓病以外の多くの患者さんにもＥＡＴを実施できるように、同僚であり、ＥＡＴに関心をもっていた家入《いえいり》伯夫《のりお》先生とともに２０１１年、一念発起して、自分たちの「堀田修クリニック」を開業したのです。

ここからは、クリニック開業後に私たちが経験した症例を挙げながら、慢性上咽頭炎とさまざまな病気・不調との関わりについて、メカニズムを含めて解説していきます。

異なるタイプの頭痛が次々によくなった！

【症例：片頭痛】Bさん（46歳・女性・会社員）

Bさんは20歳代から片頭痛に悩まされていました。片頭痛は、頭の片側もしくは両側のこめかみあたりがズキンズキンと脈打つように痛むのが特徴です。痛みの発作が起こると、数時間から数日と長く続くことが一般的です。

Ｂさんは最近、片頭痛発作の頻度が増え、毎週のように左側頭部を中心に痛みが出現して2～3日間持続するとのことでした。そのため、「ゾーミッグ」という片頭痛薬を常に持ち歩いていました。同僚の女性から「治療は痛かったが、当院での1回のＥＡＴで頭痛がなくなった」という話を聞いて、受診されました。

受診時は、たまたま頭痛のない日でした。まずは0・5％塩化亜鉛溶液を浸した鼻綿棒で、特に上咽頭の右側を念入りに擦過しました。すると綿棒の先に血液がべっとりと付着しました。次に、咽頭捲綿子《いんとうけんめんし》を用いて口から上咽頭を擦過しました。先端の綿は血液で真っ赤に染まり、その直後に血痰と鼻血が出ました。Ｂさんは驚いて、しばらく放心されていたほどです。

治療に驚いたＢさんですが、治療直後に視界が前よりもスッキリしたことに気づきました。その後、週に一度のＥＡＴを10回続けました。ＥＡＴを行った際の出血は、治療回数を重ねるにつれ、徐々に少なくなっていきました。それまで毎週あった片頭痛はＥＡＴ開始後しばらくして消失しました。

　3カ月後に台風が接近したとき、再び片頭痛が起こりましたが、それも1日でおさまりました。その後もしばらくEATを継続し、片頭痛の頻度と程度は劇的に減少しました。ときおり、天気が崩れる前などに頭痛が現れることがあっても、一般的な鎮痛薬「カロナール」（アセトアミノフェン）の服用でおさまる程度になったのです。結果、BさんはEAT通院を2年間で卒業することができました。

【症例：緊張型頭痛】Cさん（48歳・女性・看護師）

　Cさんは大学生の頃から首こり、肩こりがありました。40歳を過ぎた頃より、肩こりの悪化と、首から背中にかけての重苦しさとともに、後頭部からこめかみにかけて締め付けられるような頭痛を感じるようになりました。
　仙台市内の病院の頭痛外来で「緊張型頭痛」と診断され、投薬加療を受けましたが、頭痛は消失せず、首後ろから背部の重苦しさも変わりませんでした。私の著書を読んで、自分に当てはまると直感したCさんは私のクリニックを受診しました。

診察してみると、ご自身の直感どおり、Cさんには激しい慢性上咽頭炎がありました。EATを行うと相応の出血もありましたが、終わって1分ほどして気持ちが落ち着いたとき、Cさんはそれまでできなかった首の後屈が楽にできることに気づき、驚かれました。

初回の治療で頭痛、首こり、背中の重苦しさがいったんは完全に消失しましたが、数日後にまた症状が出現しました。その後は週に一度、通院してEATを繰り返すうちに、頭痛が起こらない期間が徐々に長くなっていき、8回目のEATで頭痛、首こり、背中の苦しさが完全に消失しました。

【症例：群発頭痛】Dさん（34歳・男性・会社員）

Dさんは3年前から、明け方に目の奥からえぐるような痛みが起こり、頭部の右半分が痛む症状に悩まされていました。頭痛は約2時間にわたり、それが2週間ほど続くということが、4〜5カ月に一度の頻度で起きていたそうです。1年前に某病院の頭痛専門外来を受診し、「群発頭痛」の診断がついていました。

頭痛とは別に、5年くらい前から慢性的な咳と後鼻漏があったそうです。Dさんはネットを調べて、自分は慢性上咽頭炎ではないかと来院されました。

早々、EATを行ってみると、激しい慢性上咽頭炎があることが判明しました。最初のうちは毎週、3カ月以降は2～4週に一度のEATを行いました。Dさんには群発頭痛がありましたので、通常のEATだけでなく、INSPGS（インスピグス：鼻内翼口蓋《よくこうがい》神経節刺激法）という手法（詳しくは後述）も併用しました。

この治療により、1年後には咳と後鼻漏はなくなりました。そして、本人も驚いたことに、治療を開始して以来、群発頭痛がまったく起こらなくなったのです。

頭痛は頻度の高い症状で、国民の約4割がなんらかの慢性頭痛をもっているとされています。頭痛には、頭部外傷、脳腫瘍やクモ膜下出血などの脳に器質的な原因がある「二次性頭痛」と、そうした器質的な原因がない「一次性頭痛」があります。

一次性頭痛の9割は、EATで改善します。CTやMRIなどの検査によって、器質的原因のある二次性頭痛を除外したら、頭痛の治療はＥＡＴの出番なのです。

一次性頭痛の中で最も頻度の高いものが緊張型頭痛で約６割を占め、次が片頭痛で約２割、群発頭痛は１割以下と比較的まれです。

これら３種類の一次性頭痛では、頭痛の生じるメカニズムがそれぞれ、①筋肉の緊張（緊張型頭痛）②脳の血管拡張（片頭痛）③三叉《さんさ》神経《しんけい》血管系の機能異常（群発頭痛）と異なります。不思議なことに、この３種類の頭痛すべてに対してＥＡＴが有効です。

また、群発頭痛は現在の国際頭痛分類（第３版ｂｅｔａ版）では、三叉神経・自律神経性頭痛（ＴＡＣｓ）に分類されていますので、私は通常のＥＡＴに加えて、鼻腔の上方、翼口蓋窩《よくこうがいか》にある副交感神経の神経節（翼口蓋神経節）を、塩化亜鉛溶液のついた鼻綿棒を留置して刺激する治療（先述のＩＮＳＰＧＳ）も行い、良好な結果を得ています。この手法は、田中耳鼻咽喉科（大阪市）院長の田中亜矢樹《あやき》先生が考案されたものです。

なお、上咽頭には頭痛の種類ではなく、頭痛が起こる部位により対応するポイントがあります。例えば頭のてっぺん（頭頂部）の頭痛は上咽頭の天蓋部、頭の後ろ（後頭部）の

炎症部位と
頭痛などの対応関係

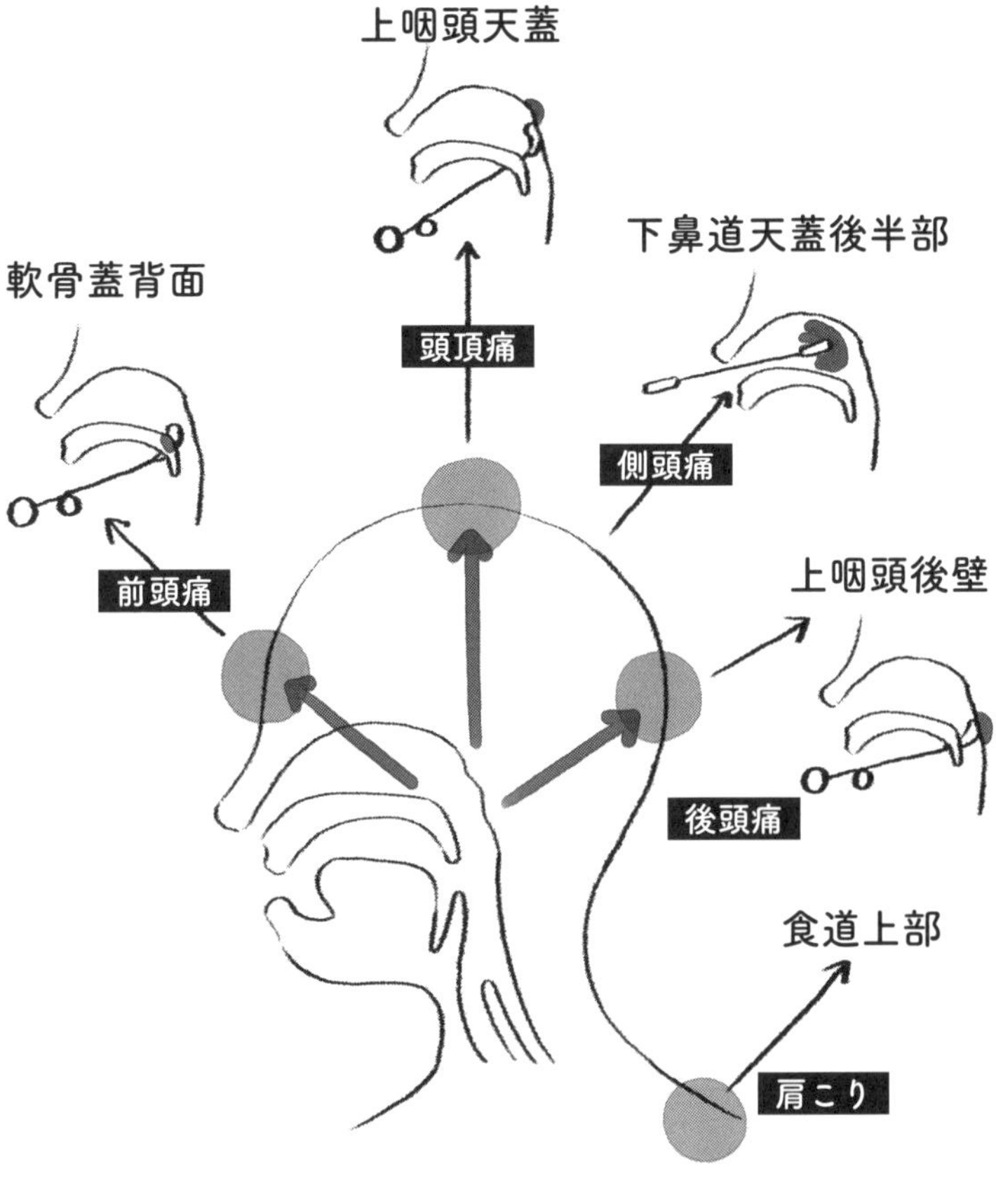

参考文献：堀口申作『堀口申作のＢスポット療法』（新潮社）

頭痛は上咽頭の下部といった具合です。対応する部位を適切に刺激することによって、治療効果が高まります。

しつこく続くのどの痛み（咽頭痛）が消失

【症例：咽頭痛】 Eさん（32歳・男性・自営業）

Eさんは3年前から、のどの痛みを常に感じるようになりました。熱や倦怠感はなかったそうです。ちなみに、子供の頃に扁桃炎による発熱を年に何度も繰り返していたといいます。大学を卒業する頃には発熱はほとんどなくなったものの、30歳を前に、いつまでも続くのどの痛みに苦しむようになったのです。

近くの耳鼻咽喉科クリニックを受診したところ、「扁桃炎」と診断され、抗生剤が投与されました。しかし、のどの痛みはいっこうに改善しませんでした。症状の改善を求めて、その後もいくつかの耳鼻咽喉科や内科を受診し、抗炎症剤や漢方薬の投与を受けましたが、症状の改善は得られませんでした。

Ｅさんは自分の症状をネットで調べて、慢性上咽頭炎ではないかとの疑いを持ち、はるばる東京から新幹線に乗り、仙台の当院を受診されました。診察室に入ったＥさんを一目見るなり、口呼吸の習慣の持ち主であることがわかりました。口角は下がり、唇は乾燥していたからです。

口の中を観察すると、左右の口蓋扁桃（いわゆる扁桃腺）はかなりの大きさでしたが、発赤《ほっせき》はなく、痛みの原因になっているようではありません。

まずは鼻からのＥＡＴで上咽頭を擦過したところ、血液がべっとりと付着しました。次に口から咽頭捲綿子を入れて、口蓋扁桃を軽く圧迫しましたが、Ｅさんは軽い痛みを感じただけでした。そして、今度は口蓋垂《こうがいすい》（のどちんこ）の後ろから上咽頭に向けて咽頭捲綿子を挿入し、上咽頭の後壁に押し付けました。すると、Ｅさんは「痛いのはソコです！」と叫びました。

彼を悩ませ続けてきたのどの痛みの震源地は、やはり上咽頭だったわけです。

その後、Eさんは週に一度、計10回、EATのために東京から仙台まで新幹線で通院されました。EAT時の出血の程度は毎回改善し、のどの痛みも最終的に消えました。余談ですが、当院を含む実施医療機関のほとんどはEATを保険診療で行っており、患者さんの1回の自己負担額は数百円です。Eさんは診療費の数十倍もの交通費をかけて通院されたのですが、それでも長年悩んだ症状が消えたと、たいへん喜ばれていました。

【症例：片側咽頭痛】Fさん（49歳・女性・主婦）

仙台在住のFさんは、5年前からIgA腎症の治療で当院に通院していました。扁摘パルスで腎症が寛解になった以降は、半年に一度の通院でフォローアップしていました。受診のたびにEATも実施し、当初は激しい慢性上咽頭炎がありましたが、4年前に腎症が寛解した頃から、EATでの出血もほとんど見られなくなりました。

ところが、ある定期受診の日に「2カ月前からのどが痛い」との訴えがありました。まず口を開けて中咽頭を観察しましたが、炎症を疑う発赤はありません。次にEATを行ったところ軽度の出血がありました。その際に、Fさんから「痛いのはソコ（上咽頭）です」との言葉が出ました。出血は軽度でしたが、慢性上咽頭炎が原因であることは間違いないと判断し、週に一度EATを継続しました。通常、EATを2～3回も行えば、のどの痛みはおさまるのですが、Fさんはなかなか改善しませんでした。

こういうときには、私に何か見落としがあるものです。Fさんが痛いと感じるのは、いつものどの右側でした。寝るときにどちらかを向くくせがあるかを聞いてみたところ、「そういえば、いつも右を向いて寝る」との答えが返って来ました。その話を聞いて、Fさんには胸やけなどの逆流性食道炎の症状はありませんでしたが、「睡眠中の胃液の逆流が上咽頭炎の原因なのでは？」という考えが私の頭に浮かびました。

そこで「タケキャブ」（ボノプラザンフマル酸塩）という胃酸分泌を強力に抑える薬をEATと併用すると、2週間でのどの痛みは消失しました。

のどの痛み（咽頭痛）は頭痛、腹痛と並んで、日常でよく経験する症状です。医師も含め、咽頭痛の原因が中咽頭（口腔の奥）にあると考えている人が多いのですが、実は最も頻度が高いのが上咽頭の炎症です。慢性上咽頭炎が原因の咽頭痛は頻度が高く、しかもEATで改善しやすい症状の一つです。

上咽頭には、感覚神経として迷走神経と舌咽《ぜついん》神経が分布しています。このうち、舌咽神経は中咽頭や下咽頭にも分布しているため、上咽頭から来る痛みの信号を、中咽頭からの痛みと脳が勘違いしてしまうようです。のどが痛いときに口を開けて鏡で見ても、ほとんどの場合で赤くなっていないのは、そのためです。なお、赤くなっている場合は、痛みの原因は扁桃炎などの中咽頭の炎症です。そして、これは重要なことですが、中咽頭の炎症は口呼吸の習慣がある人に特に多いです。

なお、EATをしてもなかなかよくならないケースも中にはあります。その中で比較的頻度が高いものは、症例として紹介したFさんのように、睡眠中の胃液の逆流によって悪化する上咽頭炎です。

この場合はほとんどが片側性で、左右どちらかののどが痛いと感じます。その場合はE

ATだけでなく、胃酸を抑える薬を併用し、上咽頭炎を引き起こしている原因を取り除く必要があります。

のどに物がつかえている感じが取れた！

【症例：咽喉頭異常感症《いんこうとういじょうかんしょう》（ヒステリー球）】Gさん（44歳・女性・パート）

Gさんは3年前から、のどに何かがつかえている感じ（咽頭閉塞感）に悩まされ、耳鼻咽喉科や内科を何院も受診したといいます。しかし結局、異常が見つからず、心療内科の受診をすすめられます。漢方薬の「半夏厚朴湯《はんげこうぼくとう》」を処方されましたが、思うような改善は得られませんでした。

Gさんは職場では上司と、家では姑と、人間関係によるストレスがあったそうです。寝つきが悪く、しかも夜間に何度も目が覚め、慢性的な睡眠不足の状態でした。私の著書を読んで、不快な咽頭閉塞感の原因が慢性上咽頭炎ではないかと感じたGさんは、思いきって私のクリニックを受診したのでした。

初めて当院を受診されたときの診察で、Ｇさんはかなりの首こりと肩こりがあることも確認できました。早々、上向きに横たわっていただき、まずは鼻から、次は口からＥＡＴを行いました。案の定、強い出血を認め、Ｇさんが重症の慢性上咽頭炎の持ち主であることが判明しました。

初回のＥＡＴで咽頭閉塞感はほとんど消失しましたが、３日ほどでまた症状が出てきました。ＥＡＴを繰り返していくうちに、咽頭閉塞感を感じない期間がだんだんと長くなり、11回で咽頭閉塞感は完全に消失し、治療を終了しました。

Ｇさんの咽頭閉塞感は、正確には「咽喉頭異常感症」という病名で、古くから「ヒステリー球」（海外ではＧｌｏｂｕｓ症候群）と呼ばれてきた病態です。

のどから食道にかけて、つまったような違和感や圧迫されたような不快感などの異常を覚えるものの、病院で検査をしても具体的な病気（器質的な異常）が見つからない状態を指します。この病態は、これまで身体的な病気によるものではないとされてきました。

咽喉頭異常感症の患者さんには「のどに物がつかえた感じ」「物が飲みこみにくい」「のどに固まりがある感じ」などの訴えがあります。まず耳鼻咽喉科か内科を受診して、内視鏡や血液検査などで異常が見つからず、心療内科や精神科の受診をすすめられるケースが多く、精神障害の分類では「身体表現性障害」の一種に分類されます。症例によっては漢方薬や精神安定剤で症状が緩和されることもありますが、原因不明であり、これまで確立された治療法はありませんでした。

ところが、この病態の患者さんの多くが、実は重症の慢性上咽頭炎をもっており、ＥＡＴで改善するのです。

なぜＥＡＴで咽喉頭異常感症が軽快するのかについては、現状ではまだ不明です。ＥＡＴによる出血で上咽頭のうっ血が改善することと、ＥＡＴによる迷走神経刺激が関与しているのではと私は考えています。

症状のある場所と炎症の元は離れたところにある

ここからは、**慢性上咽頭炎と「自己免疫疾患」の関わり**を見ていきましょう。

私たちの体に備わる「免疫」は、ウイルスや細菌などの外敵から体を守ったり、体の中に生じたがん細胞をやっつけたりする重要なシステムです。しかし、この免疫が誤作動を起こし、自分の正常な細胞や臓器を攻撃するようになってしまった状態が、自己免疫疾患です。私が慢性上咽頭炎に着目するきっかけとなったIgA腎症も、自己免疫疾患の一つと言えます。

自己免疫疾患には、関節リウマチ、慢性甲状腺炎、全身性エリテマトーデスなどの膠原《こうげん》病《びょう》、潰瘍性大腸炎やクローン病などの炎症性腸疾患、掌蹠膿疱症《しょうせきのうほうしょう》や乾癬《かんせん》などの皮膚炎、反応性関節炎、リウマチ性多発筋痛症、ぶどう膜炎など、さまざまなものがあります。

これら自己免疫疾患の多くは根本的原因がいまだ不明であるものの、病巣炎症（感染）が原因の一つとして大きく関わっていると考えられます。体のどこかに慢性の炎症や感染があり、その部位自体には症状がないか、あっても軽度なのですが、そこから遠く離れた部位や臓器に病気（二次疾患）を引き起こすことがあるのです。

病巣炎症として重要なものには、①慢性扁桃炎、②歯周病、③慢性上咽頭炎の三つがあります。これらの病巣炎症には、抗生剤や抗炎症剤は残念ながら効きません。病巣炎症を治すことが必要なのです。つまり、病巣炎症が扁桃の場合は扁桃摘出、歯周病の場合は歯科治療、慢性上咽頭炎の場合はＥＡＴが必要となります。

慢性上咽頭炎をＥＡＴで治療したことにより、二次疾患である自己免疫疾患の症状が改善した症例を私は多く経験しています。以下にいくつか、紹介していきましょう。

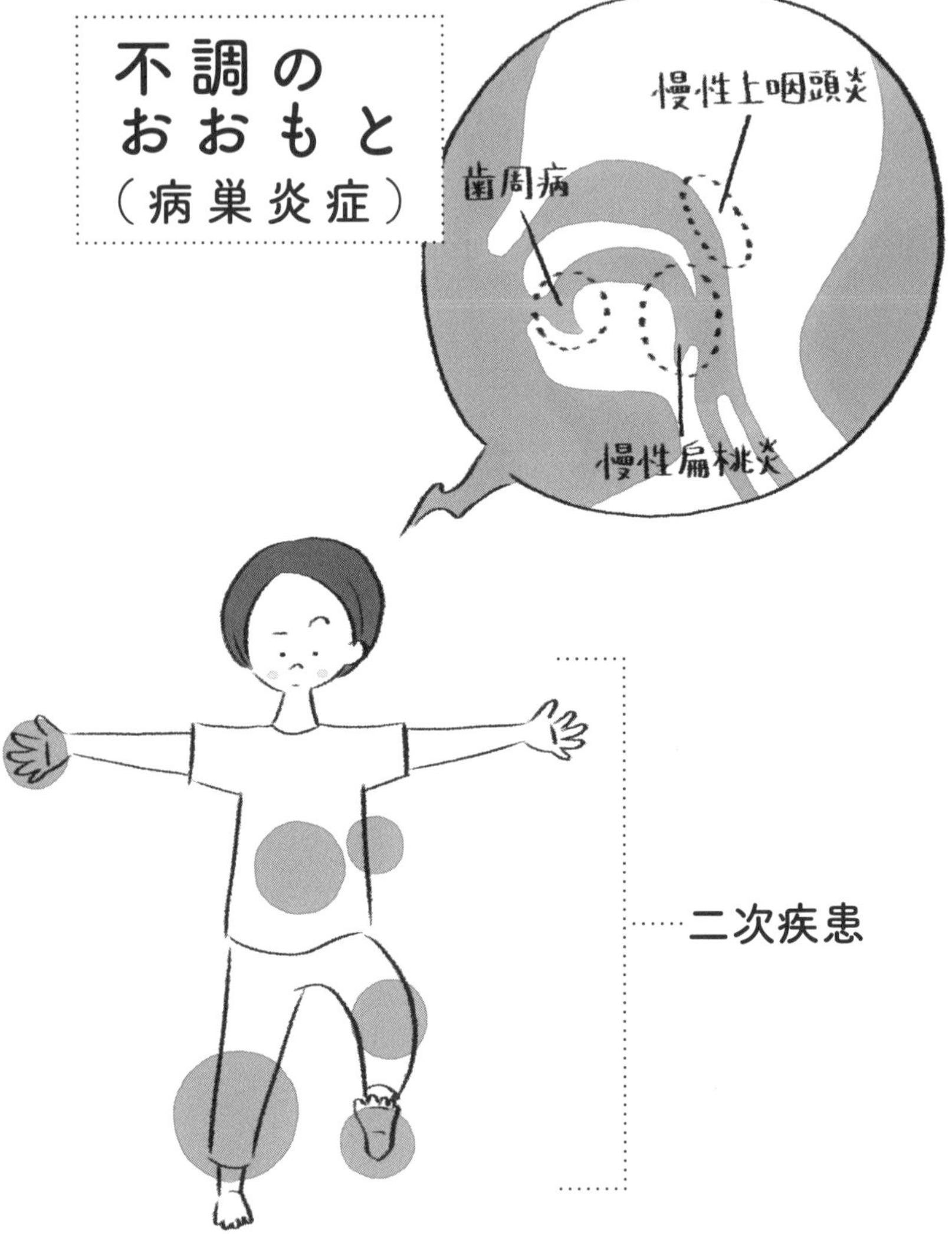
不調の
おおもと
（病巣炎症）
歯周病
慢性上咽頭炎
慢性扁桃炎
二次疾患

腸の難病による血便が消失し、内視鏡でも改善を確認！

【症例：潰瘍性大腸炎】　Hさん（32歳・男性・公務員）

10年来の後鼻漏に悩まされていたHさんは、同僚のすすめで当院を受診されました。

Hさんは、実は3年前から潰瘍性大腸炎も患っていました。潰瘍性大腸炎は、大腸の粘膜にびらん（表皮がただれること）や潰瘍ができる病気で、下痢、血便、腹痛などの症状が頻繁に起こることが特徴です。Hさんは、軽症から中等症の潰瘍性大腸炎に用いられる5-ASA製剤の「リアルダ」という薬を服用中でした。話を聞くと、現在もときどき下痢と血便があるとのことでした。

初回のEATで、Hさんには激しい慢性上咽頭炎があることが確認されました。

当院は消化器内科ではないので、潰瘍性大腸炎の治療のために受診される患者さんはいません。しかし、これまでにEATを受けたいと私の外来を受診された4000人余りの患者さんの中に、たまたま潰瘍性大腸炎を治療中の患者さんが20名ほどいました。いずれも潰瘍性大腸炎を治療する目的ではなかったのですが、そのほとんどでＥＡＴを行っていくうちに潰瘍性大腸炎の状態も改善することを経験していました。そこで、「ＥＡＴが潰瘍性大腸炎にもよい影響を与えることがあるので、便の状態も観察して、教えてください」と初診時に伝えておきました。

また、後鼻漏はＥＡＴで改善が期待できる症状ですが、改善までにかなりの時間がかかる例が多く、症例によっては１００回以上のＥＡＴが必要となります。ですから、Ｈさんには気長に通院していただくこともお願いしました。

さて、週に一度のＥＡＴを始めて３カ月が経過した時点で、ご本人によれば、後鼻漏は治療前の３分の１程度に改善しました。さらにＨさんが驚いたのは、ＥＡＴ前には月に数回あった血便が、開始後は一度も出ていないということでした。その後、大腸内視鏡検査を受けたところ、大腸粘膜の状態が著明に改善していることを肉眼的にも確認することができたのです。

【症例：腸管型ベーチェット病】Ｉさん（23歳・女性・会社員）

Ｉさんは大学４年生のときに血便が出現しました。血便が出るのは毎日で、いくつかの消化器内科を受診しましたが、なかなか診断がつかず、当時住んでいた地域にある大学病院の消化器内科で精密検査を行ったところ、大腸の回盲部《かいもう》（小腸との境目）に潰瘍があり「腸管型ベーチェット病の疑い」の診断となりました。Ｉさんは間もなく大学を卒業して故郷の仙台に戻る予定であったため、仙台にある大学病院へ紹介となり、そこで改めて「腸管型ベーチェット病」の診断がつきました。

腸管型ベーチェット病は、難病指定疾患となってるベーチェット病の一つで、消化管に炎症が起き、繰り返し潰瘍ができる病気です。原因は不明です。Ｉさんは炎症を抑える生物学的製剤による治療の方針となりました。

その一方、Ｉさんはもともと鼻閉と口呼吸の習慣があることを自覚していました。私の本を読まれたご両親の強い希望で、大学病院での生物学的製剤を開始する前に「慢性上咽頭炎があるかどうか診断してほしい」と私の外来を受診されました。ＥＡＴを実施したところ、かなりの出血があり、激しい慢性上咽頭炎の存在が明らかになりました。

その後も、週に一度のEATを行いましたが、Iさん自身が驚いたことに、EATの翌日から血便がなくなったのです。その後の約1カ月間は軽度な血便が数回あったものの、EAT4回目以降は血便が完全に消失していました。結果、予定していた大学病院での生物学的製剤の治療も見送ることになりました。そして3カ月後、大腸内視鏡検査で回盲部の潰瘍が治癒していることが確認されたのです。

掌蹠膿疱症や乾癬など、皮膚の病気にも効果的

【症例：掌蹠膿疱症《しょうせきのうほうしょう》】Jさん（45歳・女性・パート）

Jさんは4年前から、手のひらと足の裏に膿を持った小さな水ぶくれ（膿疱）が繰り返しできる、掌蹠膿疱症を患い、これまでに皮膚科を何院も受診していました。軟膏《なんこう》処置や飲み薬でビタミンC、ミヤBM（整腸剤）、ビオチン（ビタミンB群の一つ。欠乏すると

脱毛や皮膚炎を起こす）を処方されていましたが、経過は思わしくありません。

Ｊさんの話では、風邪をひくと湿疹が悪化するとのこと。以前は喫煙をしていましたが、2年前から禁煙しています。また、歯周病や歯の根の炎症（根尖病巣《こんせん》）が掌蹠膿疱症に悪影響を与えることを知り、定期的に歯科で口腔ケアを受けているとのことでした。なんとしても掌蹠膿疱症を改善したいＪさんは、ネットで慢性上咽頭炎と掌蹠膿疱症の関連記事を見つけて、当院を受診されました。

早々、ＥＡＴを行ったところ、激しい慢性上咽頭炎があることが判明しました。また、扁桃を咽頭捲綿子で圧迫すると、扁桃にある陰窩《いんか》と呼ばれるくぼみから、ニューッと白い膿が出てきました。つまり、慢性扁桃炎もあったのです。慢性扁桃炎が掌蹠膿疱症の原因になっている例は比較的多く、掌蹠膿疱症に扁桃摘出術が有効であることも広く知られています。

そこで、Ｊさんに扁桃摘出術を提案したのですが、「手術はイヤ」とおっしゃいます。

結局、ＪさんをＥＡＴと扁桃処置（咽頭捲綿子で扁桃を圧迫して膿を排出する）でフォローすることにしました。

初回のＥＡＴの後、好転反応で手のひらの湿疹が一度悪化しましたが、２回目からのＥＡＴで劇的に改善していき、４週間後には手のひらの湿疹は消失しました。足の裏の湿疹はまだ完全にはよくならず、現在、約20回目ですがＥＡＴ治療を継続しています。

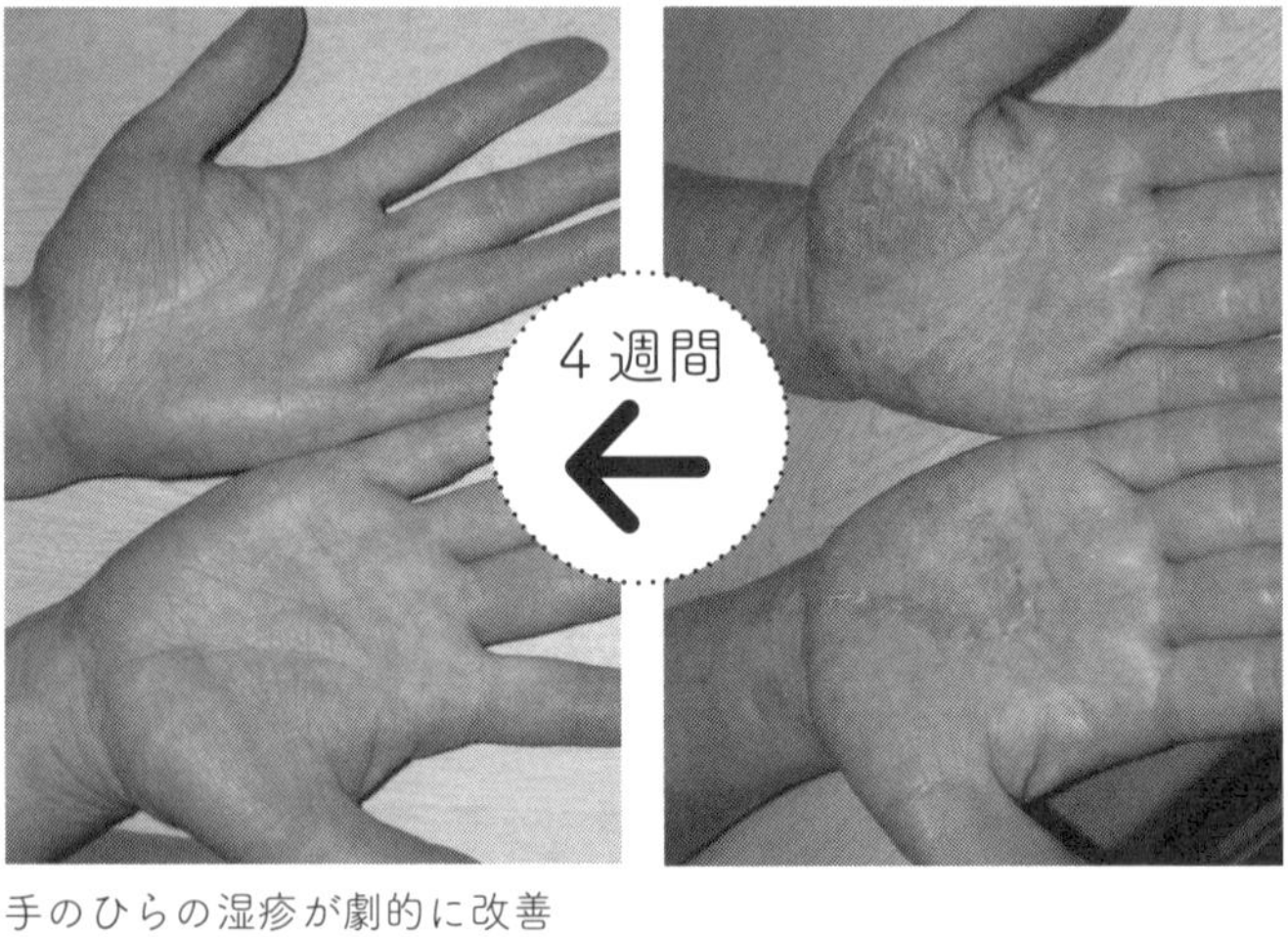

手のひらの湿疹が劇的に改善

【症例：乾癬《かんせん》】Kさん（69歳・女性・主婦）

Kさんは岩手県に住む女性です。1年前から下腿《かたい》（ひざから足首あたり）に湿疹が出て、地元の皮膚科で乾癬の診断がついていました。乾癬は、免疫が過剰に活性化することによって慢性的な皮膚の炎症が引き起こされる病気です。皮膚が赤くなる（紅斑《こうはん》）、厚くなって盛り上がる（浸潤《しんじゅん》・肥厚《ひこう》）、患部の表面に銀白色の細かいかさぶたのようなもの（鱗屑《りんせつ》）が生じ、ポロポロとはがれ落ちる、などが典型的な症状です。

軟膏治療と抗アレルギー薬を使用されていましたが、症状はいっこうに改善せず、本を読んでEATを希望し、当院を受診されました。また、Kさんには手首とひざの関節痛があり、整形外科から痛み止めを処方されて毎日服用していました。

診察したところ、EATで激しい慢性上咽頭炎があることが明らかになりました。遠方で毎週通院することはたいへんでしたので、2週間に一度、通院でEATを行い、自宅では鼻うがい（96〜98ページ参照）を朝夕に実施していただくことにしました。

その後の経過です。EATを開始して2カ月目あたりから湿疹の赤みが薄くなり、湿疹の範囲も小さくなってきました。４カ月目にはさらに改善。加えて、この頃には手首とひざの痛みもなくなりました。そして、８カ月後にはKさんを悩ませていた下腿の湿疹はほとんど消失しました。

紹介してきたように自己免疫疾患には、ＥＡＴで病巣炎症を治療するだけで状態が顕著に改善するものもあります。ただし、疾患によってはＥＡＴのみでは不十分で、ＩｇＡ腎症のように、誤作動を起こしている免疫システムをステロイドの点滴（ステロイドパルス）によりリセッ

治療前

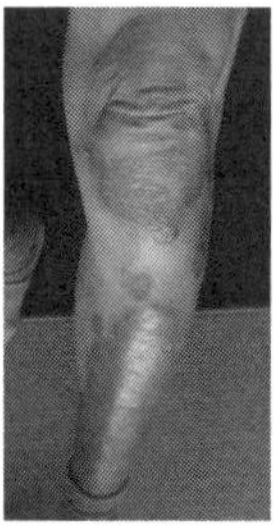

１カ月後

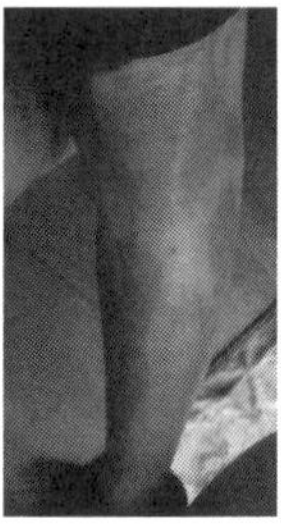

２カ月後

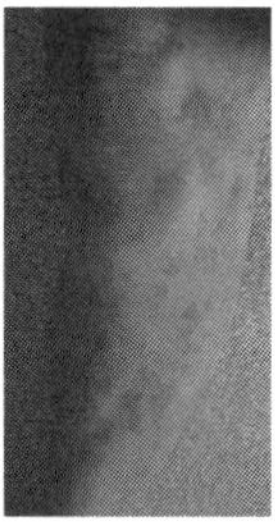

４カ月後

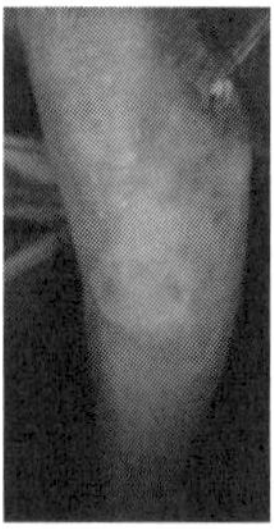

８カ月後

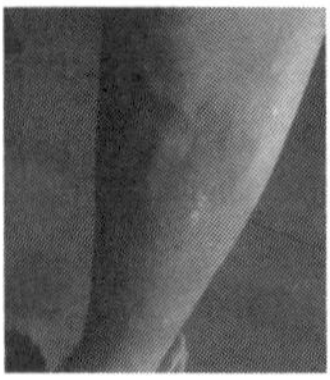

乾癬に対する
ＥＡＴの効果

トする必要がある場合もあります。

ＩｇＡ腎症、掌蹠膿疱症の患者さんは高い頻度で慢性上咽頭炎を持っています。上咽頭を調べてみて、慢性上咽頭炎が見つかれば、ＥＡＴは安価で簡単な治療ですから、一般的な治療に加えて取り入れる価値が高いと考えます。

ほかにも私がこれまでに診療した範囲では、炎症性腸疾患（潰瘍性大腸炎、クローン病など）、乾癬、反応性関節炎、リウマチ性多発筋痛症、ぶどう膜炎の患者さんで、高頻度に激しい慢性上咽頭炎が見られました。経験した症例がまだ少ないため、ＥＡＴの効果については、はっきりしたことは言えませんが、これらの疾患では少なくとも、慢性上咽頭炎の有無を調べる価値はあると思っています。

一方、代表的な自己免疫疾患である全身性エリテマトーデス（全身のさまざまな臓器に炎症や障害を起こす自己免疫疾患）と慢性甲状腺炎（甲状腺に慢性的な炎症が起こる自己免疫疾患。橋本病とも呼ばれる）に関しては、これまでのところ、慢性上咽頭炎が関連すると思われる症例は経験していません。

ここで取り上げたのは、私が慢性上咽頭炎の治療を行い、症状が改善した患者さんたちのほんの一部です。上咽頭の慢性的な炎症を治すことによって、原因がよくわからなかったり、長年にわたって悩まされてきたりした病気や不調に劇的な改善が見られる場合があることを、読者の皆さんにもわかっていただけたかと思います。

次の第2章では、慢性上咽頭炎の治療法であるＥＡＴについて、詳しく解説していくことにしましょう。

第2章

慢性上咽頭炎を治すEAT

ＥＡＴはなぜ多様な病気や不調に有効なのか？

すでに述べたように、**ＥＡＴ（上咽頭擦過療法）は０・５〜１・０％濃度の塩化亜鉛溶液に浸した綿棒を、鼻とのどから直接、上咽頭にこすりつける**という治療です。

前述した堀口申作先生や山崎春三先生の時代から、ＥＡＴは慢性上咽頭炎（当時の呼称は鼻咽腔《びいんくう》炎）の標準的な治療として行われてきました。正確な始まりはわからないのですが、１９６０年代には堀口先生らが精力的に行っていたことは間違いありません。少なくとも60年くらいの歴史がある治療ということになります。

かつては鼻咽腔の「Ｂ」から「Ｂスポット療法」と呼ばれていたこともご紹介しましたね。しかし、その効果について十分に検証されないまま、当時のメディアで「Ｂスポット療法は万病に効く」という論調でもてはやされたことにより、かえって医学界からは疑いの目を向けられてしまった……。そのこともＥＡＴが廃れたきっかけの一つとなったようです。

ＥＡＴに限らず、万病に効く薬や治療法など、およそこの世には存在しません。その一方で、慢性上咽頭炎をＥＡＴで治療することによって、実にさまざまな病気や不調が改善するケースがあることもまた事実です。

では、ＥＡＴがなぜ、これほど多様な病気や不調に効果を現すのでしょうか。この章では、そのメカニズムについて解説します。

ＥＡＴの作用機序（効果を現すメカニズム）は、大きく次の三つに分けられます。

①亜鉛の収斂《しゅうれん》・殺菌作用：ウイルスや細菌を退治し、炎症を鎮《しず》める
②瀉血《しゃけつ》作用：たまった老廃物や炎症物質を排出する
③迷走神経刺激作用：免疫の誤作動による炎症を抑える

これらの作用により、さまざまな症状の改善が期待できるのです。以下、順にご説明していきましょう。

【EATの効果1：亜鉛の収斂《しゅうれん》・殺菌作用】
ウイルスや細菌を殺し、炎症を抑制

EATの作用の一つめは、塩化亜鉛による収斂作用と殺菌作用です。

収斂とは「縮める」「引き締める」という意味ですが、亜鉛には、タンパク質を変性させて、血管や組織を縮める作用があります。この収斂作用によって、炎症部位に対して直接的な消炎効果を発揮します。

ただし炎症が強いほど、塩化亜鉛の塗布は痛みを伴います。風邪をひくと、必ず急性の上咽頭炎が起こります。この際、塩化亜鉛を上咽頭に塗布すると強く痛みます。その代わりに風邪が早く、しっかりと治るのです。

また、亜鉛は銀や銅、アルミニウムなどよりは弱いものの、殺菌作用や抗ウイルス作用も持っています。海外では咽頭炎のときに、亜鉛を含有したトローチ（のど飴）やシロップがよく用いられるそうです。オーストラリアの西シドニー大学の研究では、亜鉛は風邪の予防や症状を早く改善する効果が期待できると報告されています。

風邪は、主に空気感染や接触感染（ウイルスや細菌が付着した手で鼻や口を触れてしまうなど）により、鼻や口から体内に侵入したウイルスや細菌により引き起こされます。その際に多くの場合、まずは体の〝関所〟である上咽頭で、免疫の働きを担うリンパ球や顆《か》粒球《りゅうきゅう》がウイルスや細菌を攻撃します。その結果として上咽頭に炎症が起こり、のどの痛みや鼻づまり、咳や痰などの症状が現れます。ウイルスや細菌が上咽頭で退治されずに、関所を通過してしまうと、血流に乗って全身を駆けめぐり、倦怠感や発熱、関節痛、筋肉痛などの全身症状を引き起こします。

ですから、上咽頭という関所にウイルスや細菌が留まっている風邪の早い段階で、塩化亜鉛という強力な〝武器〟でたたいてしまうのが効果的なのです。

一方、咳や痰などの症状がいつまでも治らずに長引く風邪でも、上咽頭での戦いが収束せずに続いています。繰り返し述べているように、上咽頭は他の部位と比べて、炎症が起こりやすいのが特徴です。上咽頭では健康な人でも活性化したリンパ球が常に〝戦闘準備状態〟にあります。そのため、炎症の急性期のみならず、慢性期の段階でも活性化リンパ球の増殖が認められます。こうした炎症の慢性期においても、塩化亜鉛の作用によって炎症の鎮静化が期待できます。

実際に、咽頭炎の症状が長引いている患者さんにEATを行うと、その後は速やかにのどの痛み、咳、痰などの症状が改善することを、私はよく経験しています。

さらに、EATで炎症がおさまることによって、関連痛はやわらぎ、上咽頭炎の影響を受ける部位の筋肉の緊張がほぐれます。その結果、**頭痛（緊張型頭痛）、肩こり、首こり、背中の張りなどの症状も緩和されます。**

また、炎症がおさまれば、上咽頭で免疫細胞が慢性的に刺激されることがなくなります。そのことが**IgA腎症や掌蹠膿疱症、炎症性腸疾患など、自己免疫疾患の改善につながると考えられます。**

【ＥＡＴの効果２：瀉血《しゃけつ》作用】
炎症物質や老廃物を排出

ＥＡＴの作用の二つめは、瀉血作用です。「瀉血」は耳慣れない言葉でしょうが、血液を抜くという意味です。ここでは、**血液とともにたまった老廃物や炎症物質を排出する作用**と考えていただくと、わかりやすいでしょう。

病的な炎症が起きた上咽頭では、血液の流れが悪くなり、うっ血状態（静脈血が異常にたまった状態）になっています。ＥＡＴはこのうっ血状態を改善するのです。

慢性上咽頭炎のある患者さんにＥＡＴを実施すると、かなり出血をするため、皆さんが驚かれます。実は慢性上咽頭炎があると、塩化亜鉛溶液をつけない綿棒で上咽頭を擦過するだけでも同様に出血が起こります。逆に、慢性上咽頭炎がなければ、塩化亜鉛溶液をつけてＥＡＴを実施しても、出血はなく、痛みもほとんど感じません。このことから、出血は塩化亜鉛の作用というより、うっ血状態にある上咽頭粘膜下の血管（細静脈叢《さいじょうみゃくそう》）を綿棒で擦過する刺激によって生じる、機械的な瀉血作用と見なすことができます。

瀉血作用を得るためには、綿棒を上咽頭の患部にしっかりとこすりつける必要があります。ＥＡＴの実施経験が十分にないと、患者さんが痛がるので医師もつい怯《ひる》んでしまい、「軽くこする」にとどめるケースがあるようです。残念ながら、それでは十分な治療効果を得られません。

ときおり他の医療機関でＥＡＴを受けたものの、あまり効果がなかったと私のところを訪れる患者さんがおられます。私のＥＡＴを受けると「こんなに痛いものだったとは！」と驚かれますが、症状が改善していき、「ちょこ、ちょこ、とやるくらいでは効かないのですね」という言葉を何度も耳にしました。

なお、出血が激しいと、ＥＡＴの処置後に鼻からの出血を伴うこともあります。これはいわゆる「鼻血」とは違います。鼻血の多くは、左右の鼻の穴を隔てる壁（鼻中隔《びちゅうかく》）の前下部、鼻の入り口に近い、キーゼルバッハ部位からの出血です。この部位には細い動脈が集中していますが、血管を保護する粘膜が薄く、ちょっとした刺激ですぐ出血します。一方、ＥＡＴ実施後の鼻出血は、上咽頭のうっ血により拡張した細静脈叢からの出血であり、何も処置をしなくても、数分以内に止血します。

なぜ瀉血作用が有用なのかをご説明しましょう。

私たちの体内では、全身をめぐる血液の一部が毛細血管からしみ出して、末梢の組織まで酸素と栄養を送り届けています。しみ出した血液の一部は再び血管に戻りますが、戻らなかった水分を「組織間液」といい、全身の細胞はこの組織間液の中に浸った状態で存在しています。組織間液の一部はリンパ管から回収され、リンパ液となります。その際、細胞から出た老廃物や細菌、ウイルスなどの異物も組織間液といっしょにリンパ管に取り込まれます。

リンパ液はリンパ管を通り、最終的に静脈に戻りますが、途中、リンパ管の合流部にある「リンパ節」を通過します。リンパ節にはリンパ球などの免疫細胞が集まっており、リンパ液に入り込んだ細菌やウイルスなどの異物をせき止め、排除する働きがあります。この働きにより、きれいになったリンパ液が静脈に戻るというしくみです。全身に血液を送り届ける血管を「上水道」にたとえるなら、リンパ管は老廃物を集めて運ぶ「下水道」、リンパ節は「浄水場」のような役割を果たしているわけです。

慢性上咽頭炎の患者さんでは、リンパ管にうっ滞（滞ること）が起こり、組織間液がたまっていることが内視鏡検査で確認されます。排出されずに貯留した組織間液は粘膜表面にしみ出し、粘液性の分泌物になります。鼻腔（5ページの図参照）で生じた分泌物は鼻漏（鼻水）となって体外に排出されますが、上咽頭で分泌された粘液は鼻の奥からのどのほうに流れ込んできます。これが、後鼻漏の原因なのです。

EATを行うと、瀉血作用によって静脈のうっ血やリンパ管のうっ滞が解消され、上咽頭にたまった炎症の原因となる物質（活性化リンパ球や炎症性サイトカインなど）や貯留していた組織間液、老廃物などが機械的に除去されます。その結果、炎症を鎮めることにつながるわけですが、実はほかにもう一つ、重要な効果があると私たちは考えています。

それは、**脳リンパの流れを改善する効果**です。次に詳しくご説明しましょう。

脳にたまっていた老廃物の排出を促す

先ほど、リンパ管は全身の余分な水分や老廃物を集めて運ぶ、下水道のような役割を果たしていると述べました。

ところが、脳にはリンパ管がないのです。そのため、アルツハイマー病の原因物質とされるアミロイドβタンパクなど、脳内で生じる老廃物は「脳脊髄液《のうせきずいえき》」がリンパ管の代わりを果たして、脳の外に運び出しています。

脳脊髄液は、脳の深部にある「脳室」という空間で作り出され、脳の周りや脊髄の表面を通りながら、静脈などに吸収されていくという流れを繰り返しています。また、脳と脊髄は頭蓋骨の中で、内部を満たした脳脊髄液の中に浮かんでいる構造になっており、その様子はよく「水の中に浮いている豆腐」にたとえられます。脳脊髄液は、頭部に衝撃が加わった際に脳と脊髄を保護するクッションの役割も果たしているのです。

近年の研究から、人が熟睡（ノンレム睡眠）しているときに脳脊髄液の循環が活発になり、脳内の老廃物の排出がよく行われることがわかりました。つまり、脳の掃除は夜寝ている間に行われるため、睡眠不足だと、老廃物が脳にたまり、さまざまな体調不良を引き起こします。

実際に、睡眠不足だったり、睡眠の質が低かったりする人では脳内のアミロイドβタンパク濃度が高いことが報告されており、それが認知症の発症にも影響しているのではないかと考えられています。

さて、脳の外側を覆っている硬膜《こうまく》にはリンパ管があり、脳の外に出た脳脊髄液を吸収して、リンパ液として排出します。咽頭はリンパ管網が発達しており、脳から排出されたリンパ液の重要な通り道であり、さらに下方にある深頸部《しんけいぶ》リンパ節へとつながっています。

このことに関しては最近、脳室内に色素を注入する実験が行われ、咽頭のリンパ管を通って、深頸部リンパ節に到達する脳リンパ排出路が証明されました。

では、この重要な通り道である上咽頭に炎症が起こると、どうなるでしょうか。静脈のうっ血だけでなく、リンパ管も拡張してうっ滞し、リンパ液の流れが妨げられてしまいます。脳から老廃物を排出する下水道が、下流のほうで詰まってしまうイメージです。その結果、脳には老廃物が除去されず、たまってしまうことになります。

この状態が、**慢性上咽頭炎の患者に多く認められる神経・内分泌系障害と深く関わっている**と考えられます。具体的には、全身倦怠感、全身痛、めまい、うつ気分、羞明《しゅうめい》（目がまぶしく感じる症状）、不眠症、起立性調節障害（朝の起床困難など）、むずむず脚症候群、認知機能障害などの症状です。

ＥＡＴの瀉血作用で上咽頭のうっ血状態が改善されると、この部位のリンパ管のうっ滞も解消されます。こうしてリンパの流れがよくなれば、**脳の老廃物がスムーズに排出されるようになり、脳の機能回復や神経・内分泌系障害の改善につながる**と考えられます。

全身の倦怠感と体がフワフワするようなめまい（浮動性めまい）に悩まされ、学校にもほとんど行けない状態だったLさん（15歳・女性・中学生）をEATで治療したことがあります。初回の治療では上咽頭からの強い出血があり、また、痛みのあまり、Lさんはうずくまってしまうほどでした。

しかし、週1回の治療を受けに来るようになり、3回目くらいから大きな改善が見られました。全身の倦怠感、めまいの症状がなくなり、普通に登校できるようになっていったのです。

それればかりか、学力もどんどん向上していきました。特に、暗記が得意になり、国語や社会などの暗記が重要な教科でよい点を取れるようになったと喜んでいました。そして彼女は、めでたく第一志望の高校に合格することができました。

このLさんのケースには、EATによる脳リンパ流の改善が関わっていると考えられます。**たまっていた脳の老廃物が排出されて、大脳辺縁系の中の記憶を司る部位「海馬」の機能が回復し、暗記教科の成績向上につながった**のでしょう。

【EATの効果３：迷走神経刺激作用】
免疫疾患の炎症を抑える

EATの作用の三つめは、迷走神経への刺激作用です。

迷走神経とは、延髄《えんずい》から出ている脳神経の一つで、頸部（首）を下り、胸部を通り抜けて、腹部全体に広がります。多く枝分かれして複雑な経路をとることから、このような名前がつけられました。

迷走神経には、感覚神経（脳や脊髄に向かって情報を伝える神経）としての働き、運動神経（脳、脊髄から体や内臓の筋肉を動かす指令を伝える神経）としての働きなど、さまざまな働きがありますが、ここで特に重要なのは、副交感神経としての働きです。

体内の働きを調節する自律神経のうち、体を緊張させて活動に適した状態にするのが交感神経、リラックスさせて休息に適した状態にするのが副交感神経です。交感神経と副交感神経はシーソーのように互いにバランスを取り合って働いており、どちらかの働きが強まる（優位になる）と、もう片方の働きは弱まります。

迷走神経は副交感神経の大部分を占めており、咽頭から喉頭《こうとう》、食道、胃、腸、心臓などの活動をコントロールしています。

この迷走神経を刺激する、つまり、副交感神経の働きを優位にすることは、さまざまな病気の治療に役立つのではないかと注目されています。私たちは、EATもこうした治療の流れに位置づけられるものだと考えています。

副交感神経を優位にする治療法で、よく知られているのは「星状《せいじょう》神経節ブロック」です。星状神経節は、首の付け根にある交感神経が密集している神経の部位です。ここに注射で局所麻酔薬を注入し、交感神経を一時的にブロックして、副交感神経を優位にするのが星状神経節ブロックです。

主にペインクリニックで頭部や首、肩、腕などの痛みの改善を目的に実施されることが多いですが、ほかにも多くの病気や症状に有効であることが知られています。突発性難聴、顔面神経麻痺、甲状腺機能亢進《こうしん》症・低下症、多汗症など、２００種類以上もの病気や症状に効果があるとされます。

多彩な効果が現れる理由の一つとして注目されるのが、免疫機能の調整と炎症を抑制する作用です。星状神経節ブロックは副交感神経を優位にさせることで、間接的に迷走神経を刺激したのと同様の状態を作っています。

実は、迷走神経を人為的に刺激すると、その刺激が脳幹（大脳を支える幹のような形をした部分で、中枢神経系を構成する重要な部位が集まっている）に伝えられた後、今度は脳から全身に分布する臓器にさまざまな指令が出されます。その中でも、**脾臓《ひぞう》が脳からの迷走神経刺激を受けると、Tリンパ球から炎症を抑制する働きのある「アセチルコリン」という物質が放出されることが知られています。これは迷走神経刺激により、免疫疾患の炎症を抑制できる可能性がある**ということです。

近年、このメカニズムを利用した迷走神経刺激療法（ＶＮＳ）という治療が注目されています。手術で頸部の迷走神経に電気刺激を与える装置を埋め込むもので、もともとはてんかんの発作を軽減することを目的にした治療です。治療を1～2年継続すると、てんかん発作の回数が平均で半分ほどに減るとされています。

興味深いことに最近、海外では頭痛や自己免疫疾患、うつにまでVNSの治療応用が広がってきています。現在、クローン病などの炎症性腸疾患、関節リウマチ、ぜんそく、糖尿病、肥満などが治療対象の候補として挙がっています。理論上は、星状神経節ブロックが有効な疾患はほとんどすべてVNSの対象になりうると考えられます。

そして、上咽頭は迷走神経線維が豊富な部位です。私たちは、**EATで上咽頭に刺激を与えることによって、迷走神経を刺激する治療法と類似の効果が期待できる可能性**を考えています。

現時点では、星状神経節ブロックやVNSと、EATの優劣を比較することはできません。ただ、星状神経節ブロックは頸部に注射を打つため、医療者の熟練が必要です。VNSは電気刺激発生装置の胸部への埋め込みが必要で、治療費も高額です。それに対して、

ＥＡＴは簡便で患者に負担の少ない迷走神経刺激治療だと言えるでしょう。

以上のように、ＥＡＴの効果は、①亜鉛の収斂・殺菌作用、②瀉血作用、③迷走神経刺激作用という三つの作用が相乗的に働いているものと考えられます。

もちろん、今後さらに検証を重ね、ＥＡＴの作用機序を明確にしていく必要があります。それによって、ＥＡＴが科学的根拠のある治療として再興することを私は胸に期しています。

ＥＡＴを受けたい人はどうすればいい？

慢性上咽頭炎を治す最も効果的な治療法であるＥＡＴですが、残念ながら現在、どこの医療機関でも受けられる治療というわけではありません。

前述したように、慢性上咽頭炎の概念とＥＡＴ（Ｂスポット療法）はしばらくの間、わが国の医療の歴史からは忘れ去られていました。医学の教科書にも載っていませんし、耳鼻咽喉科の医師でも、知らない人が多いくらいです。ＥＡＴによる治療を希望しても「なんですか、それ？」と言われてしまうこともあるでしょう。

そこで現在、「日本病巣疾患研究会」が慢性上咽頭炎の概念の普及に努めています。また、耳鼻咽喉科医により構成される「日本口腔・咽頭科学会」も近年、上咽頭の処置について積極的に取り上げています。そのため、今後は科学的根拠に基づく形で慢性上咽頭炎の概念が広がり、ＥＡＴを実施する耳鼻科医も増加すると期待されます。

日本病巣疾患研究会のホームページ（本書では巻末にＱＲコードとＵＲＬを記載）にはＥＡＴを実施できる医療機関のリストが掲載されています。現在、日本全国で約４００の医療機関がリストに名を連ねています。掲載されている医療機関がお近くにあれば、そちらを受診されることをおすすめします。ない場合は、電話などで近隣の耳鼻咽喉科医に問い合わせてみるとよいでしょう。

ちなみに、ＥＡＴに用いる塩化亜鉛は、現在の薬事法では劇物指定されているため、一般の方が入手することはできません。そう聞くと、怖く感じる方もおられるかもしれませんが、塩化亜鉛は正しく使用すれば決して危険な薬品ではありません。堀口申作先生は「塩化亜鉛は副作用が一切ない薬品」と書かれています。また、鼻腔や上咽頭への塩化亜鉛塗布が現在に至るまで60年以上にもわたり、細々とはいえど続いていること自体、安全な治療であることの裏付けと言えるのではないでしょうか。

慢性上咽頭炎が疑われる場合には、ＥＡＴによる治療を受けていただくのが何よりですが、自宅でできるセルフケアも上咽頭の炎症の悪化の予防や改善に有効です。次の章ではその方法を紹介していきましょう。

第3章

自宅でできる慢性上咽頭炎改善法

上咽頭に付着した細菌やウイルスを洗い流す

この章では、**慢性上咽頭炎の予防や改善に役立つ、さまざまなセルフケアの方法を紹介します**。いずれも簡単で、毎日、自宅で実践できる方法です。

「近くに実施している医療機関がない」など、なんらかの理由でＥＡＴを受けられない方は、ぜひ新たな生活習慣として取り入れてみてください。医療機関でＥＡＴを受けている方の補助療法としてもおすすめです。

上咽頭は常に異物の侵入にさらされており、ただでさえ炎症が起こりやすい部位です。**日頃から上咽頭を清潔に保ち、炎症を予防するに越したことはありません。**

そのために有効なのが、**上咽頭洗浄**や**鼻うがい**です。上咽頭だけをピンポイントで洗い流すものを「上咽頭洗浄」、鼻の奥まで丸洗いするのを「鼻うがい」と呼んでいます。

簡単にできる「上咽頭洗浄」

まずは、上咽頭洗浄からご紹介しましょう。上咽頭に付着した細菌やウイルスを洗浄液を用いて洗い流す方法です。やり方自体は簡単です。

まず、**上咽頭洗浄液（後述）と、スポイトなどの容器を用意します**。容器は、小さめのプラスチックボトルで、押すと中の液が出る、やわらかいタイプの物を選びます。

座った状態で、頭を大きく後ろに（60度くらい）倒します。やりにくい人は、仰向けに寝てしまってもかまいません。そして、左右それぞれの鼻の穴にスポイト容器で洗浄液を２ccほど流し込みます。鼻から入れた液体は、口から出してもいいですが、そのまま飲み込んでしまっても問題ありません。２ccはほんのわずかな量ですから、のどの奥にちょっと液が流れてくるという程度ですが、それで十分な上咽頭の洗浄効果が期待できます。

これを朝の起床時と夜のお風呂上がりなど、１日2回程度、行うとよいでしょう。

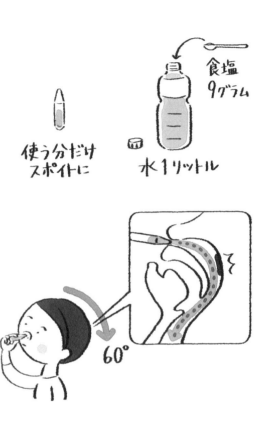

食塩
9グラム
使う分だけ
スポイトに
水1リットル

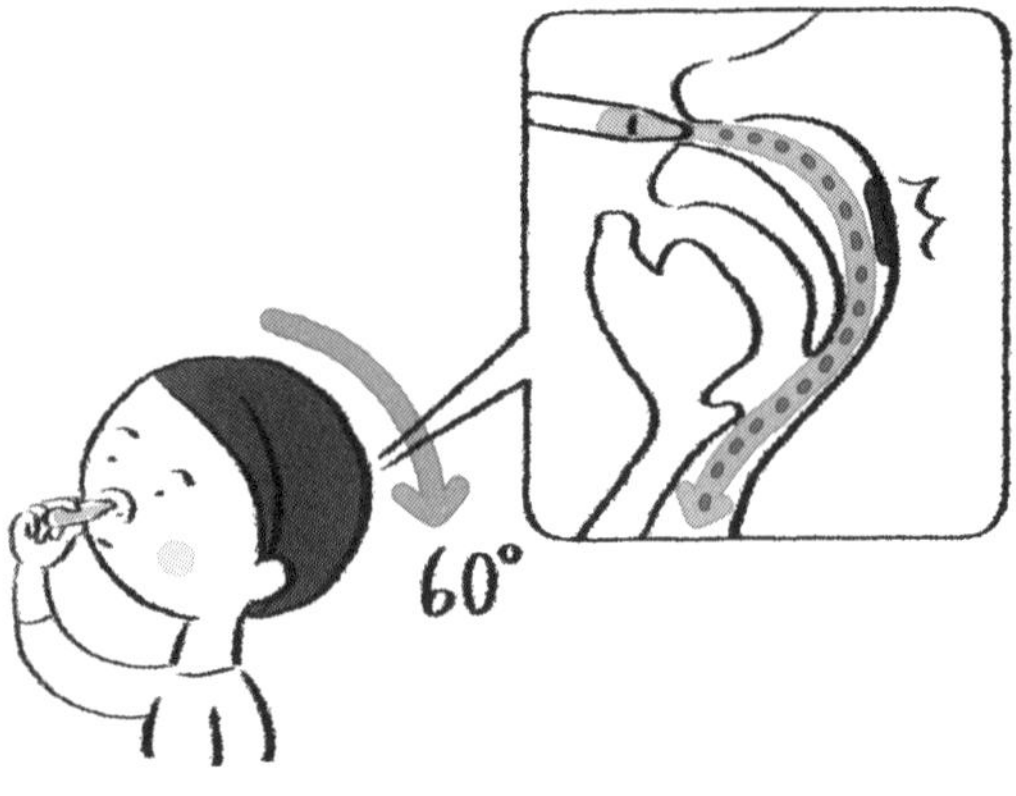
60°

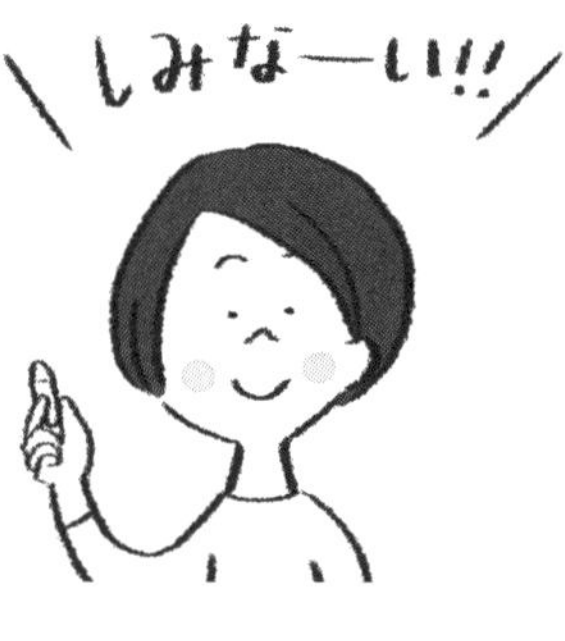
しみなーい!!

おすすめの上咽頭洗浄液は４種類

①自分で作れる生理食塩水

生理食塩水は人間の体液と同程度の塩分濃度（０・９％）なので、普通の水よりも体に負担をかけません。鼻から普通の水道水などを入れると「ツーン」としみますが、生理食塩水なら刺激を感じないはずです。

使用する水は、飲水が可能な水道水であれば問題ありません。いったん煮沸《しゃふつ》してから冷ましたり、精製水を用いると、よりよいでしょう。市販のミネラルウォーター（軟水）でもかまいません。

水１リットルに対して食塩９グラムで０・９％の濃度の食塩水になります。濃度はそれほど厳密でなくてかまいません。使用する分だけスポイト容器に移し、残りは冷蔵庫で保存してください。

②殺菌効果のある梅エキス

梅には殺菌効果があることが昔から知られています。「ミサトール リノローション」（AdaB・io）は梅のエキスを点鼻してもしみないように開発された、上咽頭洗浄液です。殺菌効果や消炎効果などの特徴が科学的に評価検討されています。

風邪のひきはじめや炎症がひどい場合に使用すると、少ししみることがありますが、EATほどの痛みはありません。続けることで徐々に炎症が沈静化し、しみなくなってくると思います。

③粘膜強化・抗炎症作用を持つMSM含有液

MSM（メチルスルフォニルメタン）は有機硫黄化合物の一つで、牛乳や野菜など身近な食品の中にもごく微量ですが含まれています。皮膚や粘膜の上皮組織を強化し、バリア機能を高めるとされており、粘膜強化・抗炎症効果やアレルギーを軽減する効果などが期待されます。

「ＭＳＭプレフィア」（純華）はＭＳＭを配合した上咽頭洗浄液です。鼻洗浄に用いたときにツンとくる刺激がないように浸透圧が調整されており、使用しやすいでしょう。

④殺菌効果のあるオゾンを含むオゾンナノバブル水

「ＮＡＮＯ ＤＥＮＴＡＬ α」（ナノスイカンパニー）はオゾンの殺菌能力をナノバブルという技術で長期安定化させた、主に歯科分野で口腔内洗浄用に使用されている殺菌水です。

原材料は「塩化ナトリウム」と「水」のみというシンプルなもので、細胞に対する毒性が大変少ない一方、オゾンによる殺菌力をもっています。塩化ナトリウムの濃度が生理食塩水と同程度になっているので、上咽頭洗浄に用いても違和感がありません。専用の洗浄容器に移し替えれば持ち運びも便利で、いつでも気軽に上咽頭洗浄ができるでしょう。

鼻全体を洗う「鼻うがい」

上咽頭洗浄で物足りなく感じる方は、鼻全体を洗う「鼻うがい」という方法もあります。**鼻うがいは上咽頭の洗浄だけではなく、鼻腔全体を対象に洗浄して、空気とともに吸い込まれてしまう粉塵などのアレルゲンを洗い流すことが目的です。**

やり方としては、「片方の鼻の穴から洗浄液を入れ、もう片方の鼻の穴から出す」方法と、「鼻の穴から洗浄液を入れ、口から出す」方法の2通りがあります。両方行うと広い範囲で洗浄できます。

鼻うがいも、普通の水道水で行うとツンとした刺激がありますが、生理食塩水を用いれば、この刺激はなくなります。

また、近年では各社から鼻うがい用の器具も市販されています。「サイナス・リンス」（ニールメッド）、「サイナスヘルパー」（エントリージャパン）、「ハナノア」（小林製薬）、

鼻うがい

鼻から出す場合

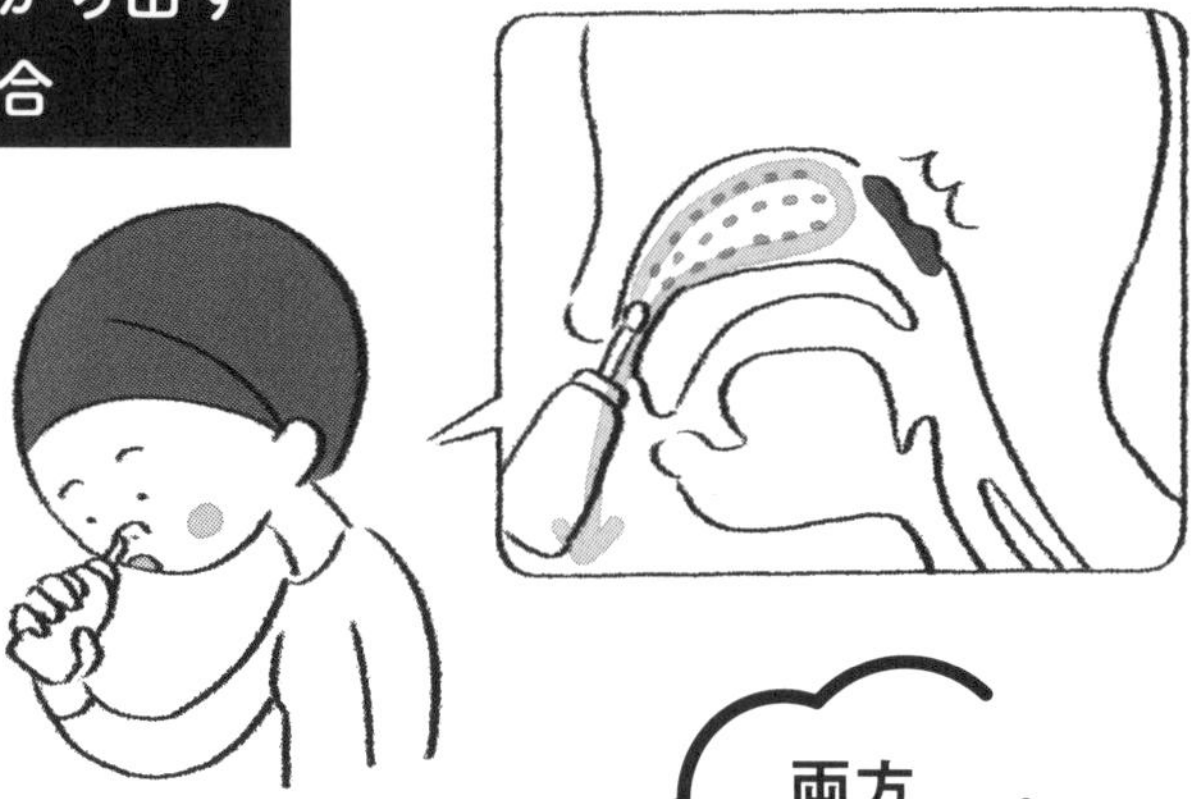

両方
やってみよう

口から出す場合

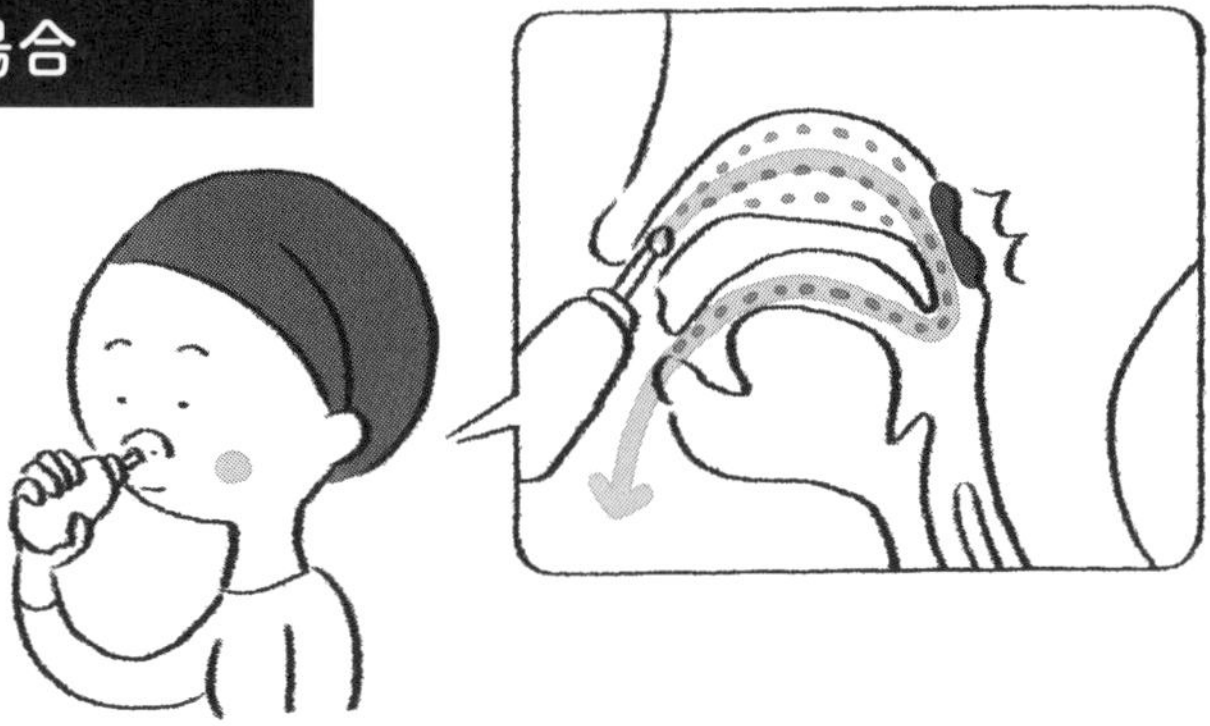

「ハナクリーン」（東京鼻科学研究所）、「フロー・サイナスケア」（モリタ）などが代表的製品でしょうか。これらを使用してもよいでしょう。上咽頭洗浄や鼻うがいに用いる洗浄液や器具については、１９０ページを参照してください。

冷えは大敵。首の後ろを温めて血行をよくする

体を冷やすと、慢性上咽頭炎の悪化につながります。特に、首の後ろを冷やさないことが大切です。

首は体温を下げないための重要ポイントです。冬場にマフラーやストールを首に巻くことで、防寒効果を実感できますね。また、首は皮膚の近くを血流量の多い血管（動脈）が通っていますから、首を温めることで血流がよくなる効果もあります。

首の後ろを温めると、のど周辺の血流がよくなり、上咽頭炎に特有のうっ血が緩和されます。また、首や肩の筋肉の緊張がゆるみ、血流がよくなることで、首や肩のこりも改善します。

首の後ろを温めるには、電子レンジや使い捨てカイロを用いて温めるネックウォーマー

をはじめ、いろいろな器具があります。お風呂上がりに髪を乾かすついでに、ドライヤーで首を温めるのもいいでしょう。
私のおすすめは、昔ながらの「湯たんぽ」です。湯たんぽがよいのは、家庭で手軽に、繰り返し使えるところです。やわらかいゴム素材などの湯たんぽにお湯を注ぎ、タオルで包むかカバーをして、首の後ろに当て、そのまま仰向けで5分ほども寝れば、じんわりと首の後ろが温まってきます。鼻の通りがよくなることも実感できるでしょう。

なお、寒い冬場も要注意ですが、実は夏場に慢性上咽頭炎が悪化する人が多くいます。冷房のかけすぎで体が冷えることが原因だと思われます。また、夏場に暑いからと首を冷やす人がいますが、そのときは気持ちよく感じても、体調不良を招くことになりかねません。額や首の前の部分を冷やすのはいいですが、暑い日でも首の後ろだけは冷やさないようにしましょう。

首は日頃から「なるべく冷やさず、温める」を心がけてください。

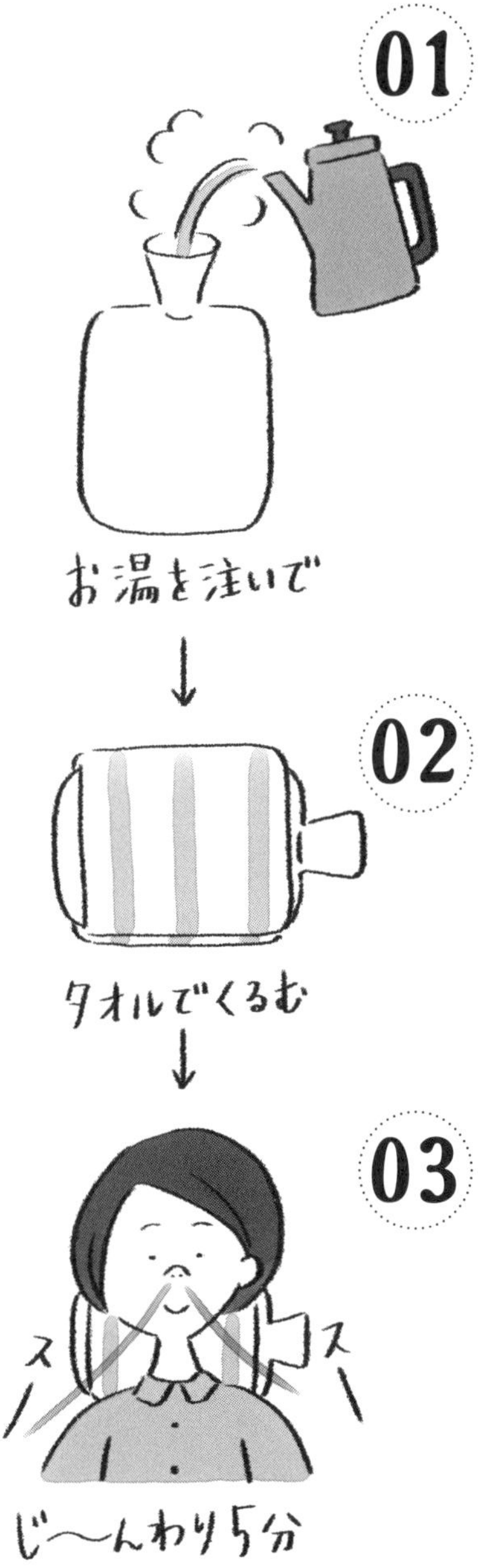
01
お湯を注いで
↓
02
タオルでくるむ
↓
03
スー
スー
じ〜んわり5分

口呼吸をやめることが症状改善の近道

呼吸は本来、鼻からするものです。しかし、日中の起きているときは意識して鼻で呼吸をしているつもりでも、寝ているときに口呼吸になっている人が少なくありません。

鼻には、吸い込む空気に適当な湿度と温度を与えたり、空気中のほこりやウイルス、細菌などを鼻腔内の毛や粘膜に吸着し、排除したりする働きがあります。ですが、口にはそうした働きがありません。しかも、口呼吸をすると乾燥した冷たい空気が直接入ってくるので、口やのどが乾燥しやすくなります。

普通に鼻から呼吸をしていても、上咽頭は炎症の起こりやすい部位です。口呼吸によって加温や加湿、浄化を受けていない空気が上咽頭に入ってくれば、より炎症を悪化させやすい環境をつくってしまいます。

慢性上咽頭炎を改善するには、日中だけでなく睡眠中も鼻呼吸することが必要です。

就寝中の口呼吸を解消する「口テープ」

そのためにおすすめなのが、**就寝時に口にテープを貼ること**です。口にテープを貼って睡眠中の口呼吸を避けることで、口やのどの乾燥が防げますし、いびきの防止にもなります。また、正常な鼻呼吸を促すことで、睡眠の質が改善するという報告もあります。

近年、口呼吸の弊害が注目されるようになり、さまざまな口テープが市販されています。就寝時用の口テープ製品には「マウスリープ」（ヨシダ）、「ナイトミン鼻呼吸テープ」（小林製薬）、「ネルネル」（三晴社）などがあります。どれでもよいと思いますが、値段は1枚あたり30円〜50円くらい程度です。コストを抑えたいなら、紙ばんそうこうやサージカルテープを適当な大きさに切り、就寝時に口に縦に貼るのが安上がりで、おすすめです。

最近では紙ばんそうこうにミシン目加工を施した「優肌絆《ゆうきばん》　口とじテープ」（ＡｄａＢｉｏ）が発売されており、リーズナブルで使用感が優れています。

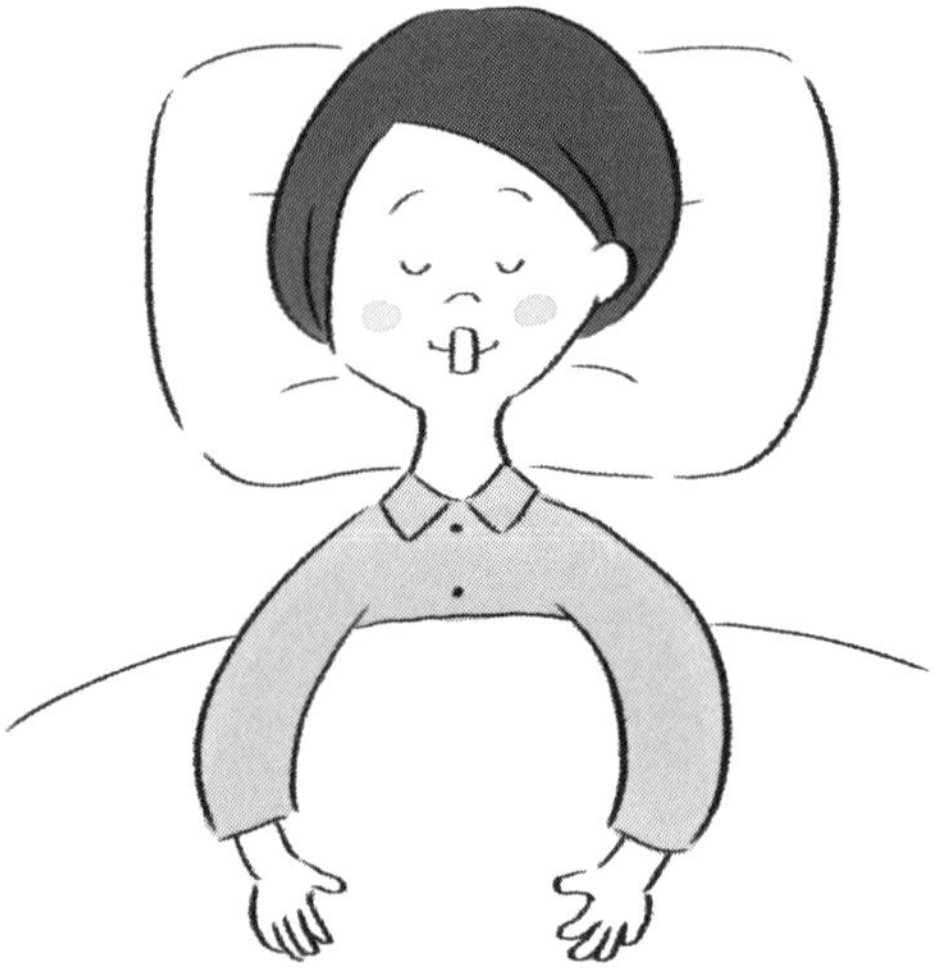

なお、口テープの使用は「鼻の通りが悪くない」ことが前提です。鼻づまりなどで呼吸しにくいときには使えません。鼻に問題があるときは必ず、医師に相談してから行うようにしましょう。

朝起きて口テープが外れていたら、寝ている間に口呼吸をしている可能性が高いです。

また、普段は問題がなくても、ひどく疲れているときや飲酒した後には口呼吸になってしまうことがあります。無理をせず、体の状況をよく見極めて行うようにしてください。はがれないほど強く貼りすぎてしまうのは、絶対に避けてください。

舌の位置を正しく戻す「舌の上あご押し」

寝ている間のみならず、もちろん日中も常に鼻呼吸ができていることが重要です。

日本人は口呼吸の人の割合が多く、しかも近年、さらに増加していると言われます。食生活の変化によって固いものをあまり食べなくなり、咀嚼《そしゃく》の回数が減って、あごや歯列弓《しれつきゅう》（歯列の曲線のこと）が脆弱になったことなどが、その理由として挙げられています。また、外国語と比べて、口唇に力を入れて発音する音が少ないという日本語の特性も関わっているのかもしれません。

ここで、普段から鼻呼吸をできているかどうかを確認してみましょう。朝、目が覚めたときや無意識のときに、ご自身の舌の先がどこに触れているかを確認してみてください。舌の先が下の歯の裏側あたりにきているようなら、口呼吸をしている可能性が高いです。

本来、上あごの前歯の裏側あたりに舌先がくるのが、舌の正しい位置です。ところが、口呼吸の習慣がある人は、舌の位置が下がってしまっているのです。この状態にあると、空気の通り道である気道が圧迫されて狭くなり、鼻からよりも口からのほうがラクに呼吸できるため、ますます口呼吸になってしまうと言われています。普段から口がポカンと開きがちになってしまう人もいます。

舌の位置を改善するには、「舌の上あご押し」に取り組むとよいでしょう。

やり方は簡単です。まず、口を軽く開いたまま、舌の先を上あごの凹んだ場所にギュッと押し当てて、鼻から大きく息を吸います。次に、口を閉じて鼻から息を吐きます。息を吸って吐くを20～30回ほど繰り返しましょう。

これを1日に何度か、気づいたときに行ってください。日に何度も舌の先を上あごに押しつけるように意識していると、しだいに舌の先端の定位置が上あごになり、自然と鼻呼吸の習慣が身につきます。

また、口呼吸を改善する方法としては、16～17ページで紹介した「かにゆで体操」が有効なので、ぜひやってみてください。舌の上あご押しと併せて取り組むと、より効果的です。

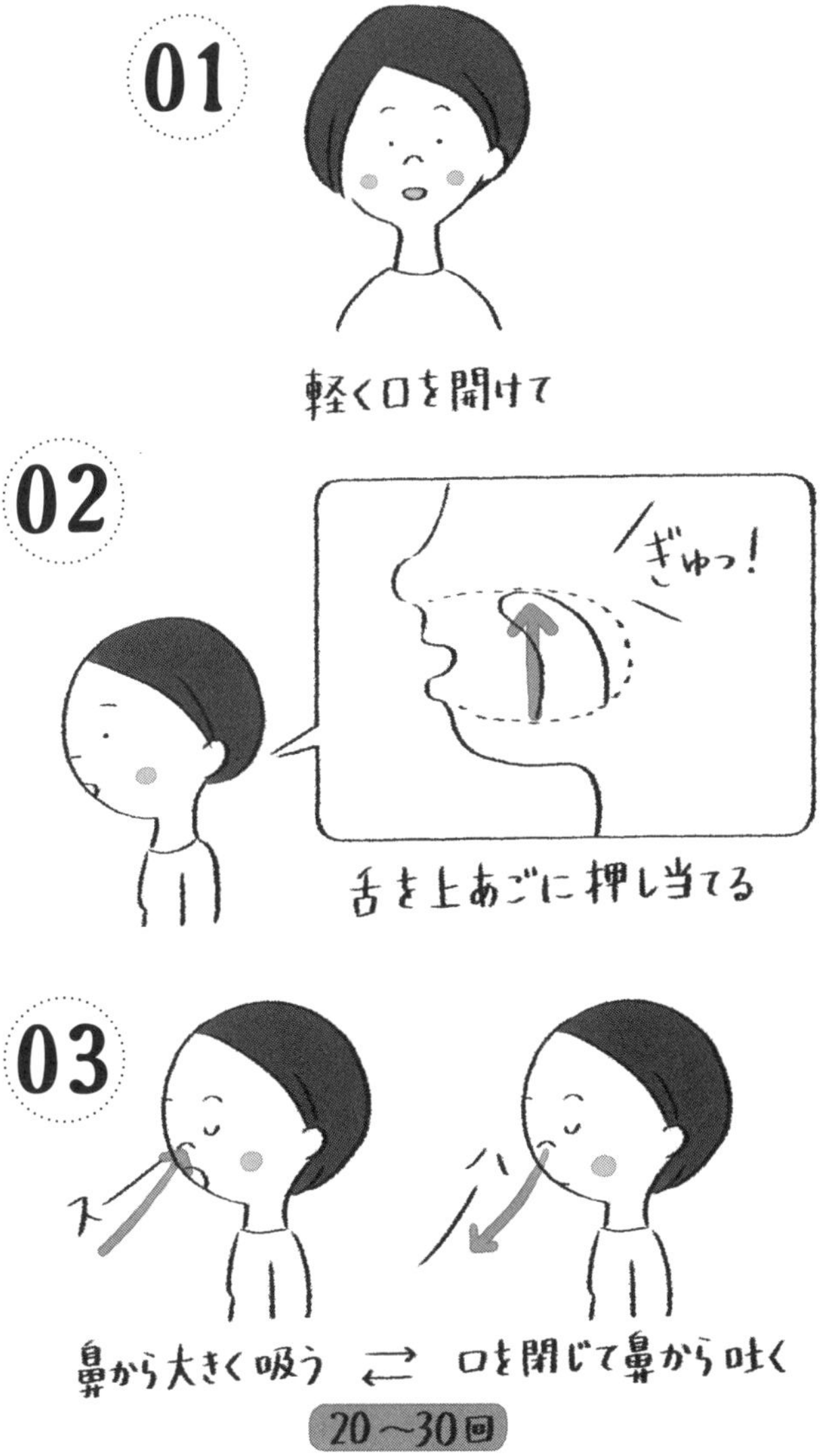
01
軽く口を開けて
02
ぎゅっ!
舌を上あごに押し当てる
03
ス
ハ
鼻から大きく吸う ⇄ 口を閉じて鼻から吐く
20～30回

歯の問題が慢性上咽頭炎に影響する!?

日頃、慢性上咽頭炎の患者さんと多く接していて感じるのは、**口腔内（口の中）に問題を抱えている人が多い**ということです。具体的には、歯肉（歯ぐき）が腫れていたりして歯周病であると考えられる人や、歯並びが悪い人（口呼吸と関連）が目立つのです。

近年、歯周病は口の中だけの問題ではなく、全身の健康に影響を及ぼすことが明らかになってきています。歯周病は、歯に付着した歯垢《しこう》の中にいる細菌（歯周病菌）が原因です。

歯周病菌が増えると歯肉を破壊して体内に入り込もうとしますが、その侵入を防ごうと白血球が攻撃します。これが歯周病の始まりで、歯肉からの出血や歯肉の腫れが起こります。この状態を放置していると、歯垢が歯周ポケット（歯と歯ぐきの境目）に潜り込んで歯周組織をどんどん破壊し、炎症を繰り返します。この炎症によって生じる毒性物質が歯肉の血管から全身に入り、さまざまな問題を引き起こします。動脈硬化、糖尿病、胎児の発育不全（早産・低体重児出産など）などが歯周病と関連していると考えられています。最近では、歯周病を十分に治療することで慢性腎臓病の予後や透析患者さんの生命予後が改善されることも報告され、注目を集めています。

歯周病菌は酸素を嫌う嫌気性菌が多いので、空気の通り道である上咽頭の慢性炎症の原因となる可能性は少ないと思われますが、一方で慢性扁桃炎の原因にはなりえます。扁桃はリンパ球が豊富な臓器ですから、そこに炎症が生じると、免疫を介して全身に悪影響を及ぼします。第1章でご説明した、病巣炎症（感染）です。

私の臨床医としての経験から言えることですが、慢性上咽頭炎のある患者さんが必ずしも口腔の状態が悪かったり、慢性扁桃炎があったりするわけではありません。しかし、**口腔の衛生状態に問題がある人は、慢性上咽頭炎と慢性扁桃炎の両方があることが、実に多いです。**これらすべてに関連すると考えられるのが、口呼吸の習慣です。

したがって、まず大事なのは口呼吸をやめること。さらに、しっかりと歯の手入れを行い、口腔内を健全な状態に保つことも重要です。

寝る前に8分！「歯の手入れ」

可能ならば、朝起きたときと夜寝る前の2回、しっかりと口腔ケアを行うのが理想的ですが、朝は忙しく、あまり時間が取れない人も多いでしょう。そこで私は、寝る前の「8分間かけた歯の手入れ」をおすすめしています。

まず、毛先がやわらかめの歯ブラシ（電動歯ブラシも可）を使い、ていねいに歯をみがきます。特に、歯の根っこと歯肉をしっかりとみがきましょう。力を入れすぎて、ゴシゴシとブラシをこすりつけるのはよくありません。ブラシの毛先を歯のカーブに対して直角に当て、軽いタッチで上下に小刻みに動かし、汚れをていねいに落としていきましょう。

下あごの前歯の裏は特に歯垢がたまりやすいです。歯ブラシの柄に近い側の尖端を歯の根っこに押しつけて、歯垢をかき出す要領で丹念にみがきましょう。

また、歯ブラシでは歯と歯の間の歯垢はうまく取れません。そこで、歯間ブラシかデンタルフロスを使い、歯と歯の間にたまった歯垢をかき出します。

歯みがきに5分、歯と歯の間に3分。合計で8分間ほどかけて、しっかりと口腔ケアすることを習慣化してください。

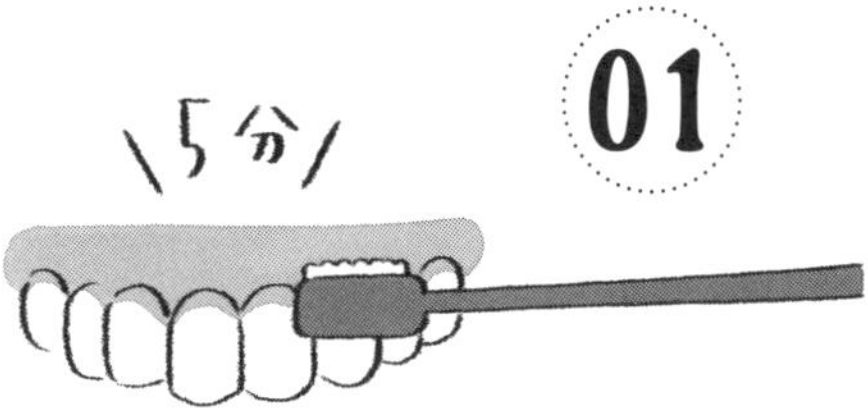

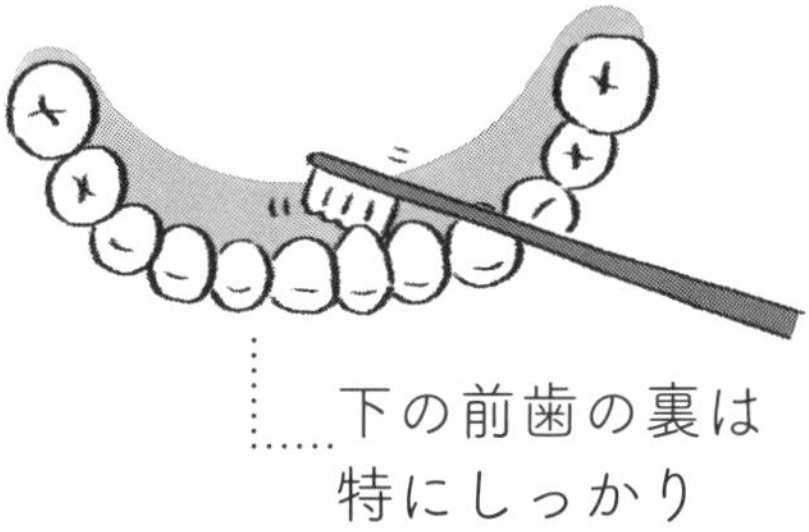

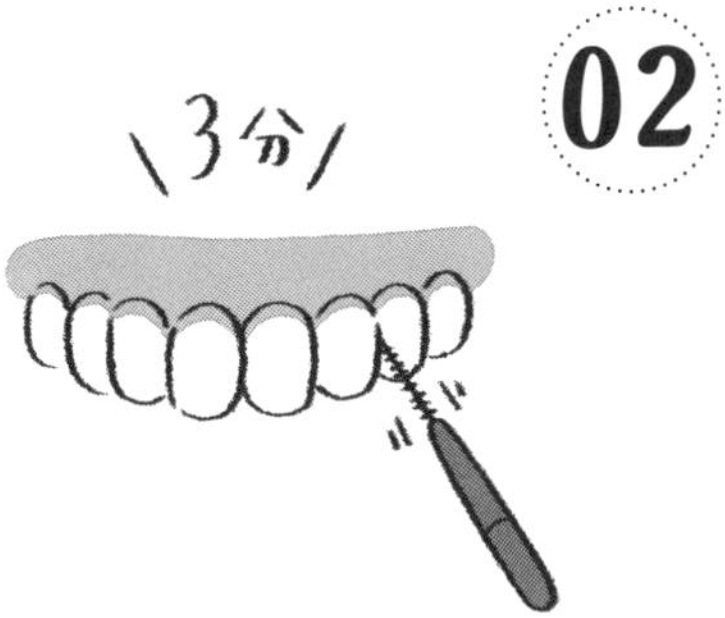

第4章

慢性上咽頭炎を引き起こす生活習慣

ストレスや生活習慣も慢性上咽頭炎の原因に

この章では、**慢性上咽頭炎を招く要因や生活習慣**について解説します。

慢性上咽頭炎が起こる原因には大きく分けて、**①細菌やウイルスなどの感染が関わる炎症、②感染以外の原因によって起こる炎症**の2種類があります。

まず、①の細菌やウイルスなどの感染が関わる炎症についてご紹介します。

たびたび述べたように、上咽頭はいつでも細菌やウイルスなどの病原体と戦えるように多数のリンパ球（免疫細胞）が活性化しています。このようにリンパ球が活性化している状態を、医学的には「**生理的炎症**」と呼びます。生理的炎症は、免疫システムが感染を防いだり、体の損傷を修復したりしようとして起こる反応で、これ自体は問題ありません。

健康な人でも、上咽頭では常に多少の生理的炎症が起こっています。

この生理的炎症の状態から、細菌やウイルスの感染などがきっかけで炎症が強まった状態を「**病的炎症**」といい、こちらは問題のある炎症です。

病的炎症の典型が風邪です。風邪をひくと、急性の上咽頭炎が起こり、のどの痛みや痰、発熱などの症状が生じます。

また、上咽頭は副交感神経の大半を占める迷走神経線維が豊富で、自律神経とも密接な関係があるため、上咽頭に病的炎症が起こると、比較的近い部位である肩や首のこり・痛み、頭痛が生じやすくなります。「やけに肩がこると思ったら、風邪のひきはじめだった」という経験のある方も多いでしょう。これは急性上咽頭炎の関連症状です。

風邪をひいても、通常ならばただちに免疫システムが働き、じきに治ります。けれど、免疫力が低下した状態で風邪をひくと、なかなか治りません。例えば、「寝不足が続いている」「疲れている」「ストレスがある」などの背景があると、免疫力が下がってしまうことがあります。

そうした状態が続いて、風邪をきちんと治さずにいると病的炎症が慢性化……。つまり、慢性上咽頭炎に移行してしまうというわけです。

慢性上咽頭炎が悪化する5つの理由

次に、②の風邪などの感染以外の、慢性上咽頭炎を悪化させる原因をご紹介します。

①粉塵、タバコ、黄砂など

健康な人でも、上咽頭は生理的炎症の状態にあります。そこに、大気中の粉塵《ふんじん》やタバコの煙、春先に東アジアから飛来する黄砂など、刺激性の高い物質が含まれた空気を吸い込むと、それだけでもリンパ球が刺激されて戦闘状態に突入し、慢性上咽頭炎を引き起こすことがあります。

②ある種の薬やワクチン

ある種の薬、特に生物学的製剤の中には、その使用によって慢性上咽頭炎を悪化させるものがあります。ＥＡＴによってそれまで慢性上咽頭炎が安定していたリウマチ患者さんが、生物学的製剤（抗リウマチ薬）を開始したところ、慢性上咽頭炎が悪化してしまったという事例を、私を含めてＥＡＴを実施している何人もの医師が経験しています。

抗リウマチ薬以外にも、起こりうる副作用として「鼻咽頭炎」が薬の添付文書に記載されているものは、同様の可能性があります。主に注射薬ですが、抗悪性腫瘍薬、抗肝炎ウイルス薬などがその例です。いずれも免疫系に作用する薬剤で、これらの中には慢性上咽頭炎の悪化をもたらすものが含まれていることが推察されます。

ｍＲＮＡコロナワクチンとＨＰＶワクチンも上咽頭炎の悪化をきたす可能性があります。ｍＲＮＡワクチンが導入されて間もなく、ワクチン後に肉眼的血尿が生じたＩｇＡ腎症の症例が報告され、最近の日本腎臓学会学術総会などでも同様の報告が多数ありました。

Ｍさん（43歳・男性）は10年来のＩｇＡ腎症で、５年前に仙台に転居したのを契機に当院でのフォローが始まりました。それまで関東の病院で治療を受けていたのですが、扁摘パルスは実施されていませんでした。すでに少し腎機能低下がありましたが、まだ強い血尿のある状態でしたので扁摘パルスとEATを行い2020年には寛解となり、その後は3カ月に一度フォローしていました。EATでの出血もなくなり寛解状態が続いていましたが、2021年の秋に当院を受診した時に慢性上咽頭炎の再燃とともにIgA腎症の再発が確認されました。Mさんによれば、1カ月前に2回目のコロナワクチンを接種したとのことでした。

これまでに当院へはコロナワクチン接種後に悪化（半数は肉眼的血尿）した50人余りのIgA腎症の患者さんが全国から来院されています。ワクチン接種前の上咽頭の状態を把握できているのはMさんだけで、残りの患者さんのワクチン投与前の上咽頭の状態は不明のため、コロナワクチンとの関連は特定できません。しかし、これらの患者さんには一人の例外もなく当院受診時に激しい慢性上咽頭炎を認めました。

子宮頸がん予防のためのHPVワクチン接種後、慢性疲労症候群に似た体調不良で当院を受診した患者さんはこれまでに約１００人おられます。初診時にＥＡＴを行っていますが、全員に激しい慢性上咽頭炎を認めています。

ｍＲＮＡコロナワクチンとＨＰＶワクチンは製造過程が全く異なります。前者はワクチン接種により自分の細胞で作られたスパイクタンパクが免疫細胞を刺激し、後者は免疫増強物質（アジュバント）としてワクチンに含まれるアルミニウムが免疫細胞を刺激するという特徴があります。これらのワクチンのもつ免疫刺激作用により、もともとあった慢性上咽頭炎がワクチン接種をきっかけに悪化した可能性があると私は考えています。

③ストレス

過度のストレスは万病の元ですが、ストレスが慢性上咽頭炎の悪化を引き起こすこともあります。

典型的な症状として、風邪でもないのに咳が出続ける心因性の咳（ストレス咳嗽《がいそう》）が挙げられます。これは、痰のない空咳であることが特徴です。この症状のある患者さんは慢性上咽頭炎であることが非常に多く、ＥＡＴによる治療を繰り返し行うと、症状が改善していきます。

ストレスと慢性上咽頭炎の関係についてはまだ不明な点が多いですが、私たちはストレスの中枢である脳の視床下部や、視床下部に強い影響を与える大脳辺縁系と、上咽頭が双方向で互いに影響を及ぼしあっていると考えています。これについては、第５章でまたご説明しましょう。

④低気圧、寒冷などの気象条件

気圧や温度、湿度などの変動によって、さまざまな症状が生じたり、もともとあった症状が悪化したりすることを「気象病」と呼んでいます。例えば、頭痛や関節痛、だるさ、めまい、肩こり、うつ（気分の落ち込み）などが、気象変化の影響を受けやすい症状として知られています。

慢性上咽頭炎も気象によって、症状が悪化することがあります。以前、ＨＰＶワクチン接種後の体調不良などで当院に入院中で、集中的なＥＡＴによる治療で回復途上にあった５名の患者さんが、台風の急接近に伴って、一斉に頭痛や全身倦怠感などの体調悪化をきたし、私や病院のスタッフも慌てたことがありました。

これは、低気圧の影響によるものと考えられます。静脈やリンパ管は、厚みのある動脈とは違って壁が薄いために、気圧の変動の影響を受けます。低気圧になると外部からの圧が下がり、静脈やリンパ管は拡張します。その結果として、上咽頭のうっ血とリンパのうっ滞が起こり、上咽頭のリンパの流れも阻害され、不調の原因となるのでしょう。

また、第３章でも触れたように、体が冷えること、特に首の後ろが冷えると、慢性上咽頭炎の悪化につながります。寒い冬場だけでなく、夏場の冷房のかけすぎにも注意すべきです。

⑤睡眠不足

睡眠不足が続くと、疲労の回復に支障をきたすのはもちろんのこと、免疫の働きも低下してしまうため、上咽頭炎を引き起こし、慢性化させる危険性を高めます。

また、口呼吸が慢性上咽頭炎を悪化させる要因であることも述べましたが、日常的に口呼吸をしている人は、睡眠時無呼吸症候群（睡眠中に呼吸が何度も止まったり、浅くなったりする病気）になりやすいことが知られています。

睡眠時無呼吸症候群の人は就寝中に何度も目が覚めたり、寝ているようでも入眠直後のノンレム睡眠（脳が休まる深い眠り）が得られにくくなったりするため、睡眠の質が低下し、睡眠不足になりやすいのです。これも慢性上咽頭炎の悪化に関わると考えられます。


以上、慢性上咽頭炎を招く主な要因を紹介してきましたが、これらは同時に、予防のための重要なポイントであるとも言えます。

「タバコを吸わない」「ストレスをためこまない」「首の後ろを冷やさない」など、生活習慣や環境を整えることで、慢性上咽頭炎の悪化を防ぐことができるというわけです。

「どっちが慢性上咽頭炎になりやすい？」日常生活クイズ

ここからは、慢性上咽頭炎を防ぐための日常生活の注意点を具体的に見ていきましょう。クイズ形式で紹介するので、どちらが慢性上咽頭炎になりやすいか考えてみてください。

Q1 「好みの食事は？」

A：歯ごたえのあるもの
B：やわらかいもの

答えはB「やわらかいもの」

解説 口呼吸になってしまう理由の一つが「やわらか食」です。噛まずに食べられる、やわらかい食べ物ばかりを好んで口にしていると、咀嚼の回数が少なくなり、口の周りの筋肉が衰えてしまいます。

口呼吸の習慣がある人は、口輪筋（唇の周りを囲んでいる筋肉）の閉じる力が衰えているという特徴があります。そのため、舌が正常な位置よりも落ち込み、口呼吸になりやすいのです。口を閉じる力が弱ると、誤嚥《ごえん》（食べ物が気管に入ってしまうこと）が起こりやすくなりますし、口元がたるんで老け顔になる、連動している顔の表情筋も衰えて表情が乏しくなるといった弊害も起こります。

まず食事の際、よく噛むことを習慣づけましょう。一口につき30回以上噛むことが推奨されています。よく噛んで食べることで口の周りの筋肉を鍛えられるのみならず、満腹中枢が刺激されて満腹感が得られ、肥満を防止する効果もあります。また、脳の血流がアップして脳の活動が活発になるとも言われています。時間をかけてよく噛んでから飲み込む習慣をつけると、その間は口呼吸ができないため、自然と鼻呼吸を促すことにもなります。

Q2「よく飲むコーヒーは？」

A：ホットコーヒー
B：アイスコーヒー

答えはB「アイスコーヒー」

解説 温かい飲み物が好きか、冷たい飲み物が好きか？　もちろん、季節によっても異なることでしょう。しかし、季節を問わず、冷たい飲み物ばかりを好んで飲んでいるという人は要注意です。

というのも、「のどが渇きやすい」「冷たい飲み物が好き」「氷をガリガリ噛んで食べる」という人に、慢性上咽頭炎の人が多いからです。

これには、「口やのどが乾燥しやすい（口呼吸になっている）ので、冷たい飲み物でうるおしたい」「のどの痛みや違和感（慢性上咽頭炎の症状）を感じていてスッキリしたい」といった理由が考えられます。

そもそも、のどの周りを冷やすことは慢性上咽頭炎を引き起こす要因の一つでもあるので、冷たい飲み物の飲みすぎはよくありません。

もちろん、十分に水分を補給することは大切ですが、なるべく常温や温かい飲み物をとるようにしましょう。

Q3「注意したほうがいい運動は？」

A：水泳
B：ウォーキング

答えはA「水泳」

解説 ほどよい運動の習慣が健康維持のために大切なのは、言うまでもありません。筋肉や骨の維持、肥満をはじめとする生活習慣病の防止に有効であることは、さまざまな研究から裏付けられています。

また、運動による血流の改善や精神的ストレスの緩和といった効果は、慢性上咽頭炎の改善にも役立つかもしれません。

ただし、「慢性上咽頭炎を悪化させない」という目的に限って言えば、気をつけたほうがよい運動もあります。「ハーハー、ハーハー……」という口呼吸になりやすい水泳やマラソンなどの運動です。特に水泳は首を冷やしてしまうという点においても、慢性上咽頭炎を引き起こしやすい運動の一つだと言えます。

慢性上咽頭炎が関連すると思われる自覚症状がある人は、しっかりと治療が終わるまでは、こうした口呼吸を促すような運動は控えたほうが無難でしょう。

適度な運動をするのであれば、自然に呼吸ができるくらいの無理のない速度で、１日に60分ほどのウォーキングがおすすめです。

Q4 「気をつけるべき天気は？」

A：低気圧の日
B：高気圧の日

答えはA「低気圧の日」

解説 先述したように、気象の変化、中でも低気圧は慢性上咽頭炎の症状を悪化させる可能性があります。特に台風の接近時などは気圧の変化が激しいため、体調の変化に注意が必要になります。

近年の研究から、耳の奥の「内耳《ないじ》」に気圧の変化を感じ取るセンサーの働きがあることがわかりました。内耳が感じ取った気圧変化の情報は脳に伝わり、自律神経を介して、体を適切な状態に保とうとします。例えば、気圧が下がると体の外からの圧力が減り、血管が拡張します。それに対応しようと自律神経の交感神経が優位になり、血管を収縮させようとします。ところが、自律神経のバランスが乱れていると、気圧の変化に対する反応が過剰になり、それが不調を引き起こすと考えられています。

対処法として、耳を指でつかんでくるくると回してほぐしたり、耳を温めたりするのがよいと言われます。また、日頃から日記などをつけて、天気と自身の体調の関係を把握し、体調が悪くなりそうな天気の日は無理をしないことも大切でしょう。

Q5「天気予報での要注意日は？」

A：花粉の多い日
B：黄砂の多い日

答えはB「黄砂の多い日」

解説 これは「どちらも要注意」ではあるのですが、花粉の飛散よりも、黄砂の飛散のほうが慢性上咽頭炎が悪化する危険性がより高いです。

慢性上咽頭炎は悪い空気にさらされていると悪化します。黄砂は花粉よりも粒子が小さいので、鼻腔で吸着されて排除されることなく、そのまま上咽頭にたどり着いて、慢性上咽頭炎を悪化させるのです。

また、慢性上咽頭炎があると、花粉症などのアレルギー症状が起こりやすいという関係もあります。これは、上咽頭のリンパ球が過敏になっていて、少しの刺激でも反応してしまうためです。

慢性上咽頭炎を治療することにより、ひどかった花粉症の症状が軽くなったというケースも見られます。

いずれにせよ、アレルギーの原因物質となる黄砂や花粉、化学物質などの飛散が報じられている状況では、マスクや鼻うがいをするなどの対策をして、体内に取り込まないように心がけましょう。

Q6 「慢性上咽頭炎になりやすい職業は？」

A：経理の事務
B：コールセンター勤務

答えはB「コールセンター勤務」

解説 コールセンター勤務、アナウンサー、司会者、ツアーガイド、教師、営業職などのように、「話すこと」が仕事の主な部分を占める職業の人は、口呼吸になりやすい傾向があります。

そもそも、人間は「言葉を話す」ために、口でも呼吸するようになりました。人間以外の哺乳類は鼻から呼吸しています。話すことに集中していると、人はどうしても口呼吸になってしまうのです。

ですから、そうした職業の方は特に、仕事中以外は意識的に鼻呼吸をするように心がけましょう。

話すこと以外にも、激しいスポーツや管楽器の演奏などの影響で、口呼吸の習慣が身についてしまうことがあります。競技中や演奏中には鼻呼吸をできない状態になり、口から大きく呼吸することが増えるからです。これらをやることがいけないわけではありませんが、普段の生活では鼻呼吸を意識してください。

Q7「とにかくやめるべきなのは？」

A：タバコ
B：お酒

答えはA「タバコ」

解説　これはクイズにするまでもないかもしれませんね。ただでさえ、喫煙による健康への悪影響は、がんをはじめ、呼吸器、循環器系の病気の増加など枚挙にいとまがありません。

おまけに、タバコの煙は上咽頭を直接的に刺激し、慢性上咽頭炎を引き起こす原因となります。まさに百害あって一利なしです。慢性上咽頭炎やそれに伴う二次疾患を本気で治療したいのなら、禁煙は必須です。

一方、お酒は適量であれば問題はありません。しかし、飲み過ぎれば、肝臓への負担をはじめ、体にとってのストレスとなります。それが上咽頭炎の悪化を招くことも考えられます。

また、たとえ適量でも、夏の暑い日やお風呂上がりに飲みたくなる「キンキンに冷えたビール」は、のどを冷やすことにつながります。絶対にダメとまでは言いませんが、やはりなるべく控えるべきでしょう。

あごが小さい人は特に注意

日常生活の注意点を紹介しましたが、実はあごの大きさによっても、慢性上咽頭炎を招きやすいかどうかが変わります。

現代人にはあごが小さい人が増えています。食生活が変化し、あまり噛まずに食べられるやわらかい食べ物を多く食べていることが要因だと考えられています。

下あごがシャープで小さく後退している小顔の人は、舌根《ぜっこん》（舌の付け根）が奥に行ってしまい、構造的に鼻呼吸がしにくくなることがあります。

さらに、あごの骨格が小さいと、歯の生えるスペースが不十分であるため、歯列（歯並び）や咬合《こうごう》（噛み合わせ）も悪くなります。出っ歯の人、歯並びがガチャガチャな人、開咬《かいこう》（奥歯を噛みしめても、上下の前歯が噛み合わずに開いてしまうこと）の人は口呼吸になりやすく、慢性上咽頭炎にもなりやすい傾向があります。

幼い頃からしっかりと硬いものを食べ、よく噛んで、あごをきちんと発達させることは口呼吸になるのを防ぐために大切です。

すでに大人の人でも、よく噛む習慣を身につける、しっかりと歯の手入れを行って口腔内を清潔に保つことが重要です（１１０～１１１ページ参照）。また、定期的に歯科を受診し、場合によっては、噛み合わせや歯列をよくする治療を検討するのもいいでしょう。

これまで紹介した症状に当てはまり、あごが小さいと自覚している人は、慢性上咽頭炎の可能性があるかもしれません。

第5章

慢性上咽頭炎が万病を招く理由

上咽頭では、特殊な免疫反応が起きている

ここまで読み進めていただいて、**「慢性上咽頭炎が全身にさまざまな不調を引き起こすこと」**をご理解いただけたかと思います。この章では、そのメカニズムについて、さらに詳しく解説します。

まず、慢性上咽頭炎に関連して起こる病気や不調は、大きく次の三つに分けられます。

①上咽頭からの炎症が広がることによるもの
②免疫の働きの乱れによって起こるもの
③自律神経をはじめ神経内分泌系の乱れによって起こるもの

①に関しては、風邪（急性上咽頭炎）でも経験することが多い症状です。

一方、②と③に関しては、免疫や自律神経の働きは全身に及ぶため、実に多彩な病気や症状が現れることになります。そして、それらの改善には、元の病巣となる上咽頭の治療が欠かせないと言えます。

免疫は細胞のチームワークで機能する

慢性上咽頭炎が原病巣となって免疫の異常を引き起こした結果、体の離れた場所に二次疾患を引き起こす（病巣炎症）ということを第1章や第2章に述べました。その飛び火は腎臓（IgA腎症、ネフローゼ症候群）や大腸（潰瘍性大腸炎、腸管ベーチェット病など）、皮膚（掌蹠膿疱症、乾癬、アトピー性皮膚炎など）、関節（関節リウマチ、反応性関節炎など）といったぐあいに、全身のさまざまな部位や病気に及びます。

上咽頭で起こった炎症がこんなにも全身のいたるところに影響を及ぼす理由として、**上咽頭で起こる免疫の反応が特殊**だということが挙げられます。ここからは、上咽頭では何が起こっているのかを具体的に説明していきます。

私たちの体を病気から守る免疫のしくみは、さまざまな種類の免疫細胞（白血球）が連携して働くことで機能しています。白血球には「顆粒球」「リンパ球」「単球」などの種類があります。それぞれの役割を簡単にご紹介しましょう。

顆粒球：白血球の中で最も多く、「好中球」「好酸球」「好塩基球」などの種類があります。その中で、体内に侵入してきた細菌など、**外からの異物と真っ先に戦う、いわば先兵隊の役割**を担っているのが好中球で、白血球の半分以上を占めます。

リンパ球：「T細胞」「B細胞」「NK（ナチュラルキラー）細胞」があり、**ウイルスやがん細胞などを退治する専門部隊としての役割**があります。さらにT細胞には、免疫システムの司令官とも言える「ヘルパーT細胞」、攻撃部隊である「サイトトキシック（細胞障害性）T細胞」などの種類があります。

単球：単球は血管の外に出ると「マクロファージ」や「樹状《じゅじょう》細胞」に分化します。**マクロファージは、ウイルスや細菌などの微生物だけでなく、花粉や粉塵などのあらゆる異物、役目を終えて死んだ仲間の細胞の死骸なども食べてしまう細胞**です。

また、マクロファージは体内に侵入した異物を食べて、細かく断片にし、司令官であるヘルパーT細胞に提示する役割も担っています。この働きを**抗原提示**といいます。樹状細胞もマクロファージと同様の働きをしますが、樹状細胞のほうがより抗原提示に特化した働きを持つと考えていただくとよいでしょう。

免疫は二段構えで働いている

免疫の働きには、大きく**「自然免疫」**と**「獲得免疫」**とがあります。

自然免疫は私たちの体に先天的に備わっているもので、免疫細胞が自分と自分以外（非自己）を見分けて、非自己である病原体をいち早く攻撃するしくみです。**体の中を常に見張っているパトロール部隊にたとえられます。**自然免疫は主にマクロファージや好中球、リンパ球の中ではNK細胞が担っています。

一方、獲得免疫とは、特定のウイルスや細菌などの病原体を識別して、その情報を記憶することで、同じ病原体に出会ったときに効果的に排除するしくみです。**自然免疫の手には負えない敵に対抗する専門部隊にたとえられます。**獲得免疫を担うのは主に、リンパ球のT細胞やB細胞です。

体内に病原体などの異物が侵入した際、一般的にはまずマクロファージや好中球が発見し、それらを食べて排除しようとします（自然免疫）。

さらにマクロファージは抗原提示を行い、異物の情報を司令官であるヘルパーT細胞に伝えます。わかりやすく言うと、マクロファージが「あやしいヤツを見つけました！」と情報を伝え、その情報をもとにヘルパーT細胞が「こいつを攻撃せよ」と指令を出すわけです。その指令を受け、サイトトキシックT細胞やB細胞などのリンパ球が活性化し、攻撃が始まります（獲得免疫）。

ちなみに、サイトトキシックT細胞は標的である病原体に直接くっついて相手を破壊、B細胞は免疫グロブリン（抗体）というタンパク質を作って放出することで相手を攻撃します。

このように免疫は、自然免疫と獲得免疫の二段構えで働いています。自然免疫は普段から活動しているのに対し、獲得免疫を担うリンパ球（T細胞やB細胞）は、排除すべき敵（病原体）が登場したときにだけ、活動するのが本来の姿です。ところが、上咽頭では様相が異なるのです。

上咽頭のリンパ球はいつも戦っている

先に**「上咽頭のリンパ球は常に臨戦状態にある」**と書いたのを覚えておいででしょうか。よく考えてみると、これは特殊なのです。

リンパ球は骨髄で作られ、血液中や脾臓《ひぞう》、扁桃、リンパ節などのリンパ器官に多く存在していますが、普通は体の表面にはあまり存在しません。しかし**上咽頭では、表面を覆う繊毛上皮に多くのリンパ球が入り込んでいます**。外界と接する空気の通り道である上咽頭の表面にたくさんのリンパ球がいるのは、驚くべきことです。

また、通常はマクロファージによる抗原提示が行われ、司令官であるヘルパーT細胞が指令を出すことによってリンパ球が活性化され、臨戦態勢に入ります。逆に言うと、指令がなければリンパ球は活性化されず、休眠状態にあるのが普通です。ところが上咽頭では、この手順を踏まずに、**上咽頭の繊毛上皮細胞そのものが攻撃指令を出せる**ようなのです。

私が上咽頭の細胞を採取し、詳しく調べてみたところ、上咽頭の繊毛上皮細胞に「MH《エムエイチ》

ＣｃｌａｓｓⅡ《シークラスツー》」という抗原があることがわかりました。このＭＨＣｃｌａｓｓⅡは、侵入した細菌を捕まえたマクロファージなどの表面に現れるもので、これにより抗原提示が行われています。つまり、**上咽頭の繊毛上皮にはマクロファージと同様に、侵入した細菌やウイルスなどの情報をリンパ球に伝達する能力がある**ということを示しています。

さらに、上咽頭から採れたリンパ球の特徴を、フローサイトメトリーという手法で解析したところ、次のようなことがわかりました。

まず、リンパ球のＴ細胞とＢ細胞のいずれもが活性化していましたが、特にＢ細胞の比率が高いことです。これは、上咽頭の粘膜ではＢ細胞が侵入者を攻撃する抗体（ＩｇＡやＩｇＧ）を盛んに作っていることを表しています。

そして、血液中のＴ細胞に比べ、上咽頭のＴ細胞はヘルパーＴ細胞の比率が高いことがわかりました。これは、**ヘルパーＴ細胞がさまざまな指令を出し続けていることを表しており、この状態が全身の免疫システムに少なからぬ影響を及ぼす、つまり、これこそが病巣炎症を引き起こす要因だと考えられるのです。**

対症療法ではなく、おおもとの治療を

こうした**上咽頭のリンパ球の特徴は、扁桃のリンパ球の特徴とまったく同じ**だということも、特筆すべき点です。

扁桃はこれまでにもたびたび登場しましたが、のどの奥にあるリンパ組織で、ウイルスや細菌などが体に侵入しないよう防御する役割を担っています。いわゆる「扁桃腺」として知られる口蓋扁桃のほか、いくつかの扁桃組織がのどを取り囲んでいます。扁桃に慢性的な炎症が起こると、それが原病巣となり、ＩｇＡ腎症や掌蹠膿疱症をはじめとする二次疾患を引き起こすことにも触れましたね。

上咽頭は扁桃と同じように、体内に侵入する病原体に対する「門番」の役割を担っていることが、リンパ球の特徴からも改めて明らかになりました。そして、**上咽頭や扁桃はこうした重大な役割を果たしているからこそ、そこに慢性的な炎症が生じると、免疫システム全体の誤作動を引き起こしやすい**のだと考えられます。

免疫の異常によって引き起こされる二次疾患には「炎症」という共通点があります。そもそも、炎症とは免疫が働いた結果として起こる反応です。問題は、その働きが免疫システム全体の誤作動によって過剰になってしまうことです。

一般に、こうした二次疾患に対しては、ステロイド剤をはじめとする炎症を抑える薬剤が使用されます。しかし、それはあくまでも対症療法に過ぎません。

二次疾患の治癒を目指すには、対症療法のみではなく、原病巣となっている炎症を見つけて治す根本的治療が必要です。慢性上咽頭炎はこうした炎症のおおもとの原因の一つであり、今以上に注目されるべきだと言えるでしょう。

上咽頭と自律神経の深い関わり合い

慢性上咽頭炎は自律神経の調節異常を引き起こし、そのために、めまい、吐き気、便通異常、胃の不快感、全身倦怠感、うつなどの症状を引き起こすこともあります。

実際に、めまいや片頭痛など自律神経の乱れが関わると考えられる患者さんには、激しい上咽頭炎が認められることがよくあり、ＥＡＴを行うと症状が軽快します。この際に興味深いのが、免疫の異常が関与する二次疾患とは異なり、**自律神経の乱れが関与していると考えられる不調に対しては、効く場合には即効性が見られる**ことです。

わかりやすいところでは「しゃっくり」です。ＥＡＴを行うと、即効的で確実な効果が現れます。しゃっくりは横隔膜の痙攣《けいれん》によるものですが、迷走神経や横隔神経になんらかの刺激があり、痙攣が起きると言われています。ＥＡＴによる迷走神経刺激が、この痙攣状態を改善するのでしょう。

ＥＡＴを行った直後に、「目がスッキリして見える」「視界が明るくなった」という人もよくいます。目のピント調節や瞳孔の閉じ開きなど、さまざまな働きに自律神経が関わっていますから、その機能が改善したことで見え方が変わると考えられます。

では、どうして慢性上咽頭炎があると、自律神経の障害が起こるのでしょうか？

上咽頭は神経線維が豊富で、特に副交感神経の大部分を占める迷走神経の末端が多く分布しています。自律神経の中枢や末梢（咽頭のような知覚神経線維の豊富な粘膜）に強い刺激、または弱くても持続的な刺激が作用すると、病的な自律神経反射が起こり、それがさまざまな病気や不調を引き起こすことにつながります。これは、**自律神経過剰刺激症候群（レイリー現象）**として昔から知られています。

レイリー現象は脳の視床下部が関連する「視床下部―脳下垂体―副腎系（ＨＰＡ系）」の障害にもつながります。ＨＰＡ系は、私たちになんらかのストレスが加わったときに、副腎皮質からコルチゾールというホルモンを分泌させるしくみです。短期的にはストレスに対処するための反応ですが、これが繰り返し起こると、副腎が疲弊して、免疫力の低下や代謝の異常など、さまざまな問題が生じます。

上咽頭に慢性的な炎症があるということは、その炎症による刺激が常にストレスとなり続けるということです。その結果、自律神経の障害とそれに伴う多くの病気や不調を招くものと考えられます。

また、自律神経の働きが乱れると、さらに慢性上咽頭炎の悪化にもつながります。

先ほど述べたように、上咽頭にある繊毛上皮細胞は常に活性化していて、何かのきっかけがあれば、すぐに免疫細胞に指令を出し、戦闘状態に移ることができます。きっかけとなるのは、何も細菌やウイルスの侵入とは限りません。**精神的ストレス、体を冷やしてしまった、ほこりっぽい場所にいたなど、ちょっとしたきっかけで自律神経のバランスが崩れ、慢性上咽頭炎を悪化させることもある**のです。

実際に、慢性上咽頭炎の患者さんの上咽頭から、病原体が検出されないことがしばしばあります。つまり、細菌やウイルスが炎症に関わっていないのです。

免疫のシステムは外敵に対してばかりでなく、自律神経の乱れや体の老化、細胞のがん化など、体の中で起こるさまざまなトラブルにも反応して働くため、こうしたことが起こるのです。

このように、自律神経の乱れと慢性上咽頭炎は相互に深く関連し合っています。

自律神経障害による不調を訴える患者さんは、検査をしても異常が見つからないことが多く、不定愁訴と片づけられてしまうことも少なくありません。ですが、もし、そこに慢性上咽頭炎が関わっているのであれば、ＥＡＴによる診断・治療が容易で、しかも即効性も期待できます。

ですから、自律神経障害が関わっていると思われる不調で、他の原因が特定できない場合には、**慢性上咽頭炎を疑ってみて、ＥＡＴを実施できる医療機関を受診されることをおすすめします。**

無関係に見える症状との意外な関連

ここからは、あまり知られていないものの、慢性上咽頭炎の関連が大きいと考えられるいくつかの症状について、さらに解説しましょう。

①慢性疲労症候群

「慢性疲労症候群」をご存じでしょうか。体を動かせないほどの全身倦怠感や疲労感が6カ月以上の長期にわたって続き、日常生活に支障をきたす病気です。微熱、頭痛、咽頭痛（のどの痛み）、筋肉痛、睡眠障害、抑うつ、注意力・集中力・記憶力の低下など、さまざまな症状を伴うことも特徴です。1日の半分以上を横になって過ごしている重症の患者さんが全体の3割ほどもいるとされます。

慢性疲労症候群は、それまで普通に生活していた人がある日突然、発症します。原因は未解明ですが、発症には何かきっかけがあると考えられています。きっかけになるものとして、風邪や気管支炎などの感染、精神的・身体的・化学的ストレス、ある種のワクチンの副反応が挙げられています。

私はこれまでに２００例を超える慢性疲労症候群の患者さんを診察してきましたが、その多くはＨＰＶワクチン接種、最近では新型コロナウイルス感染やコロナワクチン接種が発症のきっかけになったと考えられる患者さんです。そして、それらの患者さんにはほぼ例外なく、慢性上咽頭炎が認められています。

また、ワクチン接種や感染症などの思い当たるきっかけがない患者さんでも、「頭痛」と「咽頭痛」が高い頻度で認められます。これは、慢性疲労症候群の本質を考える上で重要な事柄です。

慢性疲労症候群は決定的な治療法がなく、難治性の病気ですが、ＥＡＴによる治療を継続することで、私が経験した患者さんでは約半数が軽快。残りの半数の方もそのほとんどで程度の差はありますが、なんらかの改善が得られています。

慢性上咽頭炎と慢性疲労症候群はどう関わっているのか？

実は、最近の研究により、慢性疲労症候群では脳内の広い範囲に炎症が起こっていることがわかりました。特殊なPET（陽電子放射断層撮影装置）による検査を行い、炎症によって増加する免疫細胞内のタンパク質の量を調べたところ、慢性疲労症候群の患者さんの脳内では、視床、中脳、扁桃体、帯状回《たいじょうかい》、海馬など、さまざまな部位に炎症が生じていることがわかりました。また、視床の炎症は頭痛や筋肉痛、扁桃体の炎症は認知機能、海馬は抑うつなど、炎症部位と症状との関連性も見出されました。

こうした知見から、近年ではこの病気を「筋痛性脳脊髄炎／慢性疲労症候群（ME／CFS）」と呼ぶようになっています。

脳の炎症を引き起こす原因としては「免疫システムの暴走」が考えられています。慢性疲労症候群の患者さんでは、リンパ球のB細胞で特定の受容体（細菌やウイルスを認識するセンサー）が増加していることも明らかになっています。これは、B細胞が過剰に活性化し、炎症を引き起こしている可能性を示唆しており、海外ではＢ細胞を除去する治療が慢性疲労症候群に有効だったとの報告もあります。

ここで注目したいのが、**慢性疲労症候群の患者さんにほぼ例外なく、慢性上咽頭炎が認められる**という事実です。先に「咽頭痛」が高頻度で認められることも述べましたが、これは脳の炎症を出発点に考えると、説明できません。しかし、**慢性上咽頭炎がそもそもの火元である**と考えれば、咽頭痛が起こるのも当然です。脳の炎症についても、自己免疫機序や、自律神経過剰刺激症候群（レイリー現象）につながる迷走神経の持続的な刺激、脳リンパ排出路の障害などから説明できます。ですから、慢性上咽頭炎が慢性疲労症候群の発症に深く関わっていることは、ほぼ間違いないと私は考えています。

②新型コロナ後遺症・ワクチン後遺症

新型コロナウイルスのパンデミック（世界的な規模での感染の流行）が起こったのは、

記憶にも新しい２０２０年のことでした。パンデミックが始まって間もなく、ウイルス感染による高熱や咽頭痛などの風邪のような症状がおさまった後も、体調不良が持続する**「新型コロナ後遺症」**が世界中で注目されるようになりました。

新型コロナ後遺症の原因としては

①新型コロナウイルスにいつまでも感染している（持続感染）
②細い血管に小さな血栓ができる（微小血栓）
③腸内細菌のバランスが崩れる（腸内フローラの破綻）
④自分の体の細胞を攻撃するような自己抗体が作られる
⑤迷走神経が炎症で障害される

などが報告されています。

症状は、発熱、咳、痰、咽頭痛などのほか、疲労感・倦怠感、関節痛、筋肉痛、胸痛、記憶障害、集中力低下、頭痛、うつ、睡眠障害、味覚・嗅覚障害、脱毛など、多岐にわたっており、**これらは、慢性疲労症候群の症状とよく似ています。**

先に述べたように、慢性疲労症候群の一部がウイルス感染の後に生じることや、咽頭痛が慢性疲労症候群の患者さんによく認められることは、広く知られています。

新型コロナウイルスは、２０２１年11月に報告されたオミクロン株以前は、肺への感染が多いとされていましたが、オミクロン株に変異してからは、従来の「のど風邪」の原因である季節性コロナウイルス（新型ではないもの）と同じように、のど（正確には上咽頭）での感染が主体となりました。

上咽頭には迷走神経が豊富に分布しています。そこにウイルス感染が起きて、そのまま慢性的な炎症が続き、慢性上咽頭炎となれば、上咽頭で作られた炎症性サイトカイン（炎症を引き起こすタンパク質）が迷走神経に炎症を引き起こします。その炎症が迷走神経の中枢である延髄に伝わり、さらにその炎症が脳の自律神経の中枢である「視床下部」や喜怒哀楽を支配する情動脳といわれる「大脳辺縁系」にまで及ぶと、脳の正常な働きが狂ってしまいます。その結果、めまい、倦怠感などの自律神経障害や、抑うつ、注意力・集中力・記憶力の低下などの脳機能障害が起きてしまうと考えられます。

このように炎症を起こして障害された迷走神経を回復する方法として、迷走神経を電気刺激する治療法が注目されています。海外の例では、皮膚の外から耳にある迷走神経の枝を電気刺激する治療が新型コロナ後遺症に有効だったとの報告があります。

第2章でも紹介したように、ＥＡＴは迷走神経が多く分布している上咽頭をツンツンと機械的に刺激しますから、簡単にできる迷走神経刺激治療になるのです。また、これは重要なことですが、ＥＡＴを継続することにより、上咽頭にある炎症性サイトカインが減少することが慢性上咽頭炎患者さんを対象とした臨床研究で報告されています。

当院では**ＥＡＴにより新型コロナ後遺症が改善した症例を数多く経験しています**。ここでは、その一例を紹介しましょう。また、日本病巣疾患研究会に加入している他の医療機関からも、同様の症例報告が多く寄せられています（他の医療機関の医師からの報告を第6章に掲載しています）。

ほぼ寝たきりだったが回復し、職場復帰！

【症例：新型コロナワクチン後遺症】Ｎさん（32歳・女性・会社員）

Ｎさんはコロナワクチンを３回接種していましたが、２０２２年７月に新型コロナウイルス感染症（ＣＯＶＩＤ－19）に罹患しました。

38℃台の発熱が３日間に加えて、咽頭痛、痰、咳がありましたが、これらの症状は２週間程度でほとんどなくなりました。しかし、その後も強い倦怠感、疲労感、頭痛、動悸、めまいや立ちくらみなどの症状が続きました。いったんは職場に復帰しましたが、仕事を続けることは困難となり、すぐに自宅療養となりました。産業医のすすめで大学病院のコロナ後遺症外来を受診し、漢方薬を投与されるも改善はなく、ほとんどの時間を横になっているという状態が３カ月続きました。そんな折、テレビで地方放送局の番組を見た家族にすすめられ、12月に当院を受診しました。なお、当初は味覚障害と嗅覚障害もありましたが、それらは３カ月ほどで回復したとのことでした。

診療室に入って来たNさんは、目に力はなく、眉間にはしわが刻まれ、首はうなだれ、か細い声で、全身から体調不良のオーラが漂っていました。Nさんはネットなどで調べてEATについてはすでにご存じでしたが、初回治療は鼻からの細い鼻綿棒を用いたEATのみとしました。咽頭捲綿子を用いた口からのEATは患者さんがよりつらいと感じることが多く、この状態のNさんには負担が大きいと考えられたからです。

綿棒には血液がべっとりと付着し、Nさんは痛みのあまり、泣き出しました。気持ちが落ち着くのを待ち、「激しい慢性上咽頭炎があること」「次回からも負担が大きい口からのEATは行わないこと」「EATを続ければ今の症状が改善する可能性が高いこと」を説明した後、Nさんはとぼとぼとした足取りで診療室を出て行きました。

1週間後に診療室に入って来たNさんの足取りは初診時より軽く、表情にも少し明るさがありました。倦怠感、疲労感は相変わらずでしたが、頭痛と首こりが初回のEATで改善したとのこと。その後、3カ月間にわたって、鼻からのみのEATを毎週繰り返したところ、まずはめまい、立ちくらみ、動悸が消失。疲労感、倦怠感も徐々に改善していき、

3カ月後には産業医の許可が出て、職場復帰を果たしました。その頃には初診時の体調不良オーラはすっかり消え、Nさんはすっかり笑顔を取り戻していました。

新型コロナ後遺症とよく似た症状のワクチン後遺症

2021年春から新型コロナウイルスに対するmRNAワクチン接種が始まりましたが、その後、ワクチン後遺症が疑われる患者さんを数多く診察してきました。

ワクチン後遺症の症状は、嗅覚、味覚障害の頻度が少ないこと以外、新型コロナ後遺症と非常によく似ています。つまり、慢性疲労症候群と似た症状です。そして、新型コロナ後遺症と同様にEATが有効な症例が多く、**新型コロナ後遺症もワクチン後遺症もEATを続けることで、約8割の患者さんは日常生活に支障のないレベルまで改善します**。残り2割の方をどうしたらもっと改善させられるかが、私の今の課題です。

問題なのは、同じような症状の新型コロナ後遺症患者さんへの対応とは異なり、医療機関を含め、社会が「ワクチン後遺症」にしっかりと対応できていないことです。ワクチン後遺症も新型コロナ後遺症と同様に「こころの病気」ではありません。患者さん一人ひとりと向き合って診療すると、それがよくわかります。

ほとんどの患者さんは、ワクチンのデメリットを知らされず、そして、自分ではリスクについては考えずにワクチンを接種しています。今後は、ワクチンのリスクに対するさらなる検証とともに、ワクチン後遺症に関しても社会的認知が進むべきだと考えます。

ではなぜ、ワクチン後遺症の患者さんが高い率で激しい慢性上咽頭炎になっているのでしょうか? これについては、おそらく、もともと慢性上咽頭炎のあった人が新型コロナワクチン接種によって炎症が悪化するのではないかと私は考えています。

新型コロナワクチン（ｍＲＮＡワクチン）を接種すると、全身の細胞がスパイクタンパクを大量に産生します。スパイクタンパクとは、ウイルスの持つトゲトゲした突起部分のことで、このトゲトゲが私たちの体内の細胞表面にある受容体と結合することで、感染が成立します。ワクチンはこのスパイクタンパクを体内であらかじめ作らせることで、ウイルスに対する免疫を獲得しようとするものですが、スパイクタンパク自体が一部の免疫細胞（樹状細胞とマクロファージ）を刺激する作用があるため、もともとあった慢性上咽頭炎を悪化させてしまうというわけです。

ワクチン接種後の体調不良がEATで完治

【症例：新型コロナワクチン後遺症】Oさん（23歳・女性・会社員）

Oさんは大学を卒業するまで、ある運動競技で世界選手権に出場して入賞するほどのスポーツウーマンでした。2021年9月にコロナワクチン（ファイザー）の初回接種をした翌日から、微熱、頭痛、倦怠感、疲労感が出現し、その症状がその後、何週間も続きました。ここからOさんの苦難の道のりが始まったのです。

当時、神奈川県に住んでいたOさんは体調不良のため、県内の病院をいくつも受診しましたが、どこも検査は異常なしでした。あげくの果てに「ワクチンを怖いと思って打ったから、具合が悪くなっている」という説明を医師から受けたそうです。途方に暮れたNさんは、市や厚生労働省などの相談窓口に医療機関や治療法を問い合わせたものの、「予防接種後健康被害救済制度という、お金の話をされるばかり」でした。

結局、体調不良は改善せずに休職となり、実家のある仙台に戻りました。そして、地元の新聞社の記者に相談したところ、当院をすすめられ、母親に付き添われて同年11月初旬に受診されました。初診時には強い倦怠感と疲労感、頭痛、微熱がありました。

EATを実施したところ、綿棒にはべったりと血液が付着し、激しい慢性上咽頭炎であることが確認されました。そこで、しばらくは毎週EATを行うこととしました。

1週間後、Oさんとお母さんは暗い表情で診療室に入って来ました。理由を聞くと、EATで症状が前よりも悪化したとのことでした。「わらをもつかむ思いでようやくたどり着いたEATもダメか……」と感じてしまったようです。落ち込んでいるOさんに〝好転反応〟といって、最初のうちはEATで症状がむしろ悪化する場合があることを説明し、

2回目のEATを行いました。が、まだ強い出血を認めました。

その翌週、3回目の受診に訪れたOさんには笑顔がありました。2回目の治療翌日にはやはり体調が悪化したものの、さらにその翌日、体調の改善を自覚したのでした。その後も4回目までは治療翌日に症状がいったん悪化する現象がありましたが、5回目からはそれもなくなり、受診のたびに症状は改善、EATの出血も少なくなっていきました。

こうして約半年間かけて計23回のEATを行い、Oさんは完治しました。その後、ヨガインストラクターの資格を取り、現在はインストラクターとして活躍されています。

③アレルギー疾患

近年、わが国ではアレルギー疾患の患者数が急増しており、**国民の約半数がなんらかのアレルギー疾患を持っている**と言われています。代表的なアレルギー疾患としては、**花粉症**、**ぜんそく**、**アトピー性皮膚炎**、**食物アレルギー**などが挙げられるでしょう。

アレルギーの発症に免疫が関わっていることは、よく知られています。第1章で、慢性上咽頭炎が自己免疫疾患を引き起こすことを説明しましたが、自己免疫疾患とアレルギー疾患は発症のしくみがよく似ています。

自己免疫疾患は免疫が正常に機能しなくなり、自分自身を攻撃してしまう病気。それに対してアレルギー疾患は、外部から侵入してきた本来は無害な物質（アレルゲン）に免疫機能が反応してしまう病気です。いずれも免疫システムに狂いが生じ、過剰な反応が起こる点が共通しています。

慢性上咽頭炎があると、上咽頭のリンパ球が過敏になっていて、少しの刺激にでも反応してしまいますから、アレルギー症状が起こりやすくなります。**慢性上咽頭炎を治療することは、アレルギー疾患に対しても有効であることが多いです。**

前述した堀口申作先生も、その研究の中で、花粉症、ぜんそく、アトピー性皮膚炎に慢性上咽頭炎（当時の呼称は鼻咽腔炎）の治療が有効だったと報告しています。

私もIgA腎症の治療のためにEATを行っていた患者さんから「花粉症が軽くなっ

た」という話をよく聞きます。

また、私の知人の皮膚科医が慢性上咽頭炎の治療を取り入れたところ、アトピー性皮膚炎に有効な症例がかなりあったと報告してくれました。

ただし、慢性上咽頭炎の治療が何か特定のアレルゲン（花粉症の場合は花粉のように、アレルギーを引き起こす原因物質）に対して効果があるとは考えにくいのです。私は、**慢性上咽頭炎の治療はアレルギーそのものを起こしにくくする治療**だと考えています。

アレルギー疾患の治療では、まずは検査でアレルゲンの特定、つまり、何に対してアレルギー症状を起こすのかをつきとめて、アレルゲンを遠ざけることが大切です。花粉症のように季節性のものであれば、原因の発生時期に合わせて、発症予防の対策や治療を行う必要もあります。あるいは、時間をかけて少しずつアレルゲンに対して体を慣れさせていく治療法（アレルゲン免疫療法）もあります。

こうした一般的なアレルギー対策や治療に加えて、慢性上咽頭炎の治療を併用すると、アレルギー反応そのものが起こりにくくなることが期待されます。

④不眠、うつ

当院には、私が専門とする腎疾患や内科疾患に限らず、私の本を読んだり、インターネットで情報を得たりして、ご自身の症状と慢性上咽頭炎に関連があると考えた患者さんが多く来院されます。患者さんの訴える症状は、実にさまざまです。私は患者さんの期待に少しでも応えるため、専門外であっても、なるべく多くの訴えに対応するように努めています。もちろん、当院で対応不可能と判断すれば、他の医療機関に紹介させていただくこともあります。

こうした日々の診療の中で、しばしば経験する患者さんの訴えが「不眠」や「抑うつ」です。これらはさまざまな原因で起こりうる症状なので、必ずしも慢性上咽頭炎が関わっているとは限りません。ですが、以前、当院を受診した「激しい慢性上咽頭炎の存在が確認された患者」約1000例の症状をまとめたところ、抑うつは7・7%、不眠は6・7%と一定の割合で起こっている症状だとわかりました。

抑うつは、これまでお話ししてきた慢性疲労症候群や新型コロナ後遺症でもよく見られる症状の一つです。また、これらの病気では「頭がボーッとする（思考力の低下）」「目の前のことに集中できない（集中力の低下）」「言いたいことがスラスラ出てこず、言葉に詰まる」「頻繁に物忘れをする（認知障害）」といった症状が起こることも知られています。あたかも〝脳に霧がかかったような状態〟になることから、「**ブレインフォグ**」と呼ばれます。こうした症状が起こる原因はまだ解明されていませんが、慢性上咽頭炎に端を発する脳の炎症や自律神経の乱れが関わっている可能性があると考えられます。

不眠についても同様に考えられますが、口呼吸によって起こりやすくなる睡眠時無呼吸症候群の関与もあるでしょう。

慢性上咽頭炎をＥＡＴで治療したことによって、これらの症状が改善するケースは少なくありません。80ページに紹介したＬさん（主訴は倦怠感とめまい）のように、記憶力もよくなったなど、慢性上咽頭炎の改善に伴って脳機能が回復したと考えられるケースもありました。

ここから先は、ＥＡＴを実施している他の医療機関での症例を紹介していきましょう。

第6章

「医師が証言！EATで多くの患者が快方へ」

自身もＥＡＴで体調不良から回復し、治療効果を実感

はぎの耳鼻咽喉科院長　萩野仁志（東京都町田市）

私が慢性上咽頭炎に注目したのは、**自身がひどい体調不良からＥＡＴによって回復した体験**がきっかけでした。

十数年前、発熱後に長く続く咳に悩まされた私はマイコプラズマ感染症を疑い、自己判断で抗菌剤を服用しました。ところが、激しい副反応が起こり、スティーブンス・ジョンソン症候群（薬や感染症などが原因となり、高熱や重篤な粘膜・皮膚症状が現れる病気）に陥ったのです。口の中に痛みを伴う水ぶくれができ、食事もできません。所属する大学病院に緊急入院し、ステロイド点滴などの治療を受け、なんとか退院したものの、その後

も苦しみが続きました。強い倦怠感やめまいで立っていられなくなる症状にさいなまれたのです。やっとの思いで午前中だけ診察を開始したものの、午後から立てなくなって休診にしたり、夜には家でどうしても立てずにトイレに這って行ったりする有様でした。

そんなある日、ミント飴をなめると鼻の裏が痛くなり、上咽頭炎ではないかと思った私は、ＥＡＴを試すことにしました。当時は「Ｂスポット療法」と呼んでいましたが、昔、先輩の耳鼻科医から上咽頭の炎症に有効と教わったのです。その頃は「慢性上咽頭炎」の概念を知らず、急性期の上咽頭炎にたまに実施する程度でした。ウイルス性の風邪で発熱がおさまらない患者さんに行うと、熱がすぐに下がる改善例は何度か経験していました。

わらにもすがる思いで自らにＥＡＴを実施してみると、直後から頭がスッキリしてきました。当時の私は頭に霧がかかったようにモヤモヤしており、やけに不安を感じる状態でした。近年の新型コロナ後遺症でもよく見られる「ブレインフォグ」と呼ばれる症状です。それが、まさに霧が晴れるように改善したのです。効果を実感した私は、その後もＥＡＴを継続しました。時間はかかりましたが、やがて症状はすべて消失しました。

これを機に慢性上咽頭炎とＥＡＴに関して学び、急性疾患のみならず慢性疾患の患者さんにも広く実施するようになりました。**のどの痛みや後鼻漏、鼻づまり、頭痛といった慢性上咽頭炎の主症状だけでなく、ＩｇＡ腎症や掌蹠膿疱症などの二次疾患が改善した例も多数あります**。

症例をご紹介しましょう。Ｐさん（33歳・男性）は23歳のときに39℃の高熱を出して以来、慢性的な倦怠感と熱っぽさに悩まされていました。耳鼻咽喉科で「副鼻腔炎」と診断され、一般的な治療を行うも、改善しませんでした。さらに30歳くらいから手のひら、やや遅れて足の裏にも水ぶくれのような皮疹が現れるようになりました。掌蹠膿疱症です。皮膚科で治療を受けるも、こちらは一時的で限定的な改善しかなかったそうです。

当院では通常のＥＡＴに加え、内視鏡を併用したＥＡＴを行うこともあるのですが、「写真1」は初診時の上咽頭の様子です。上咽頭にボコッと隆起した部分（写真右）が認められますが、これは炎症によって集まってきたリンパ球やリンパ球が作り出すサイトカインなどの物質が中にたまり、組織が肥大したものと考えられます。また、ＥＡＴによる

写真1：初診時の内視鏡画像

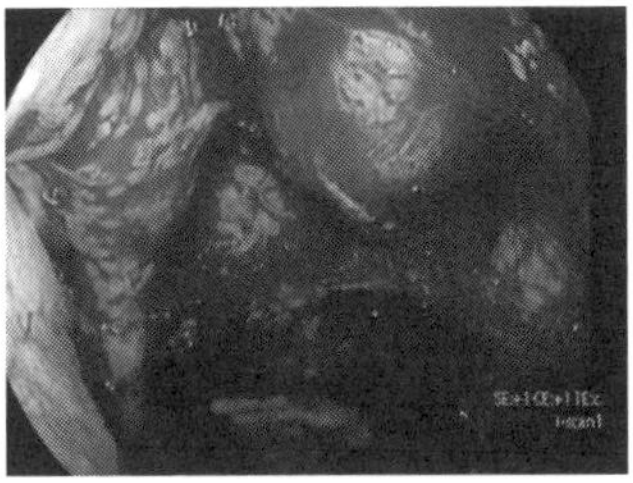

EATを行うと多量の出血が認められた

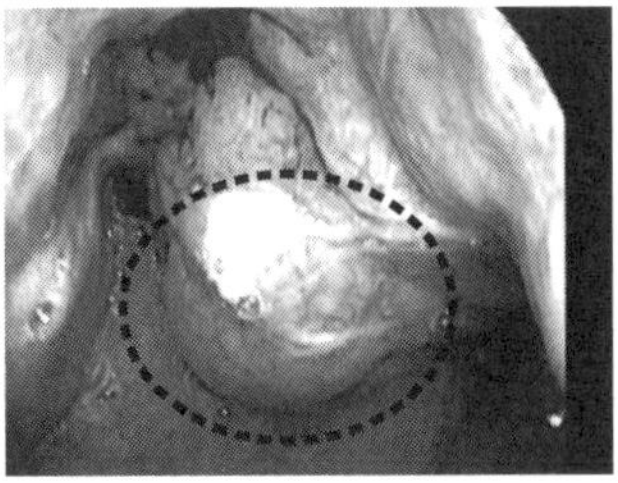

上咽頭炎による組織の肥大（隆起）が認められる

写真2：治療後の内視鏡画像

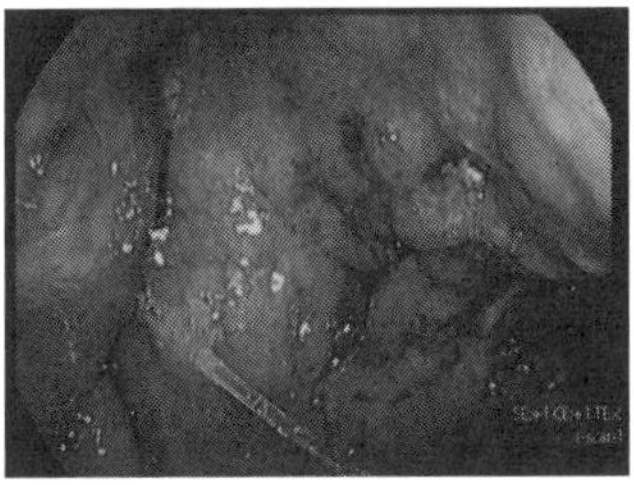

EAT後の出血もあまり起こらなくなった

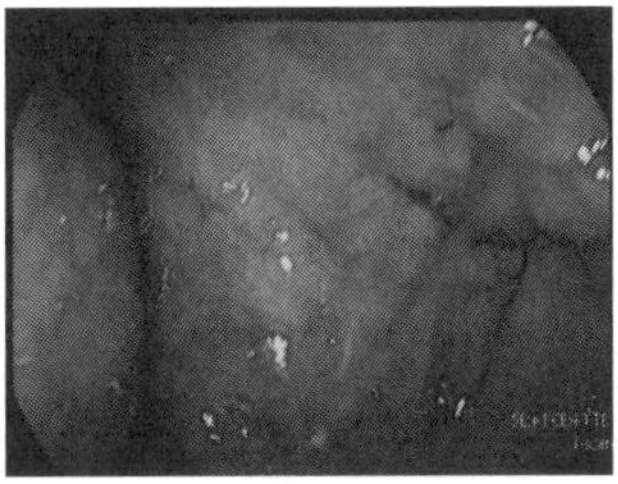

隆起がなくなった

写真3：治療後の内視鏡画像

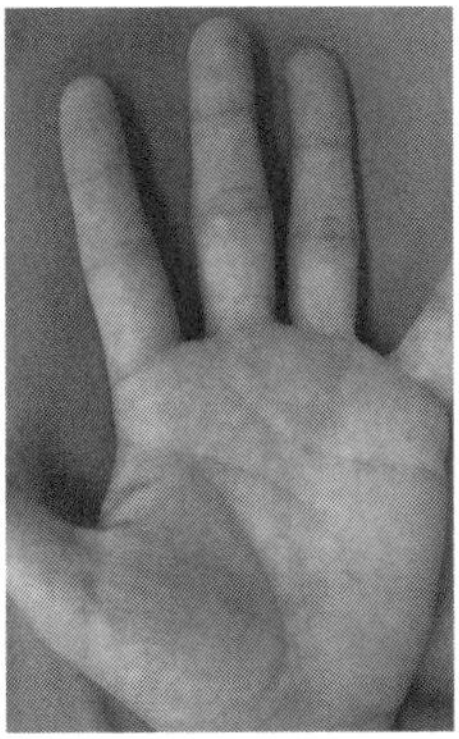

治療後：皮膚もきれいになった

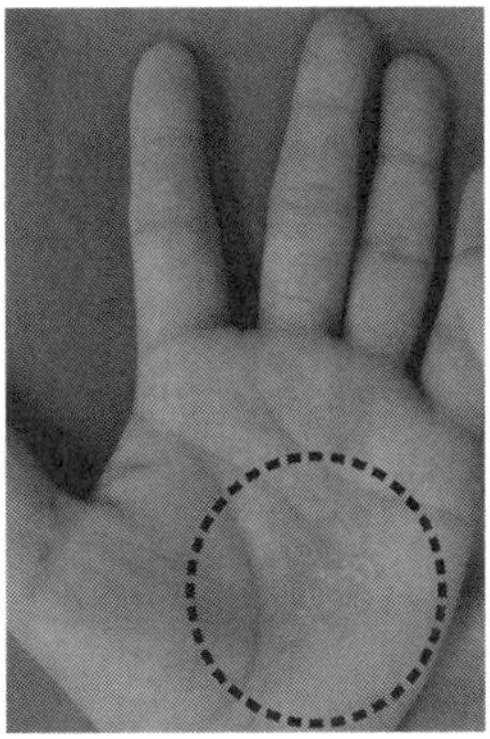

治療前：皮疹が出ていた

出血も認められました（写真左）。

Ｐさんは、２回目のＥＡＴ実施後から皮疹の改善が見られました。その後、一時的に体調が悪化した時期もありましたが、２年間の通院を経て、倦怠感や熱っぽさなどの症状もすべて消失。以前は他の医療機関にて毎月のように抗生剤を処方され、服用していましたが、それもまったく必要なくなりました。

「写真２」（前ページ参照）はＥＡＴを二十数回ほど実施した後の上咽頭ですが、隆起もなくなり（写真右）、ＥＡＴ後の出血も明らかに減少しました（写真左）。

「写真３」（前ページ参照）のように、初診時に見られた皮疹（写真右）が出なくなり、手のひらもきれいになっています（写真左）。

当院では、慢性上咽頭炎の関与が考えられるような病気や不調の多くはＥＡＴで治療しており、その結果、抗生剤はめったに使用しなくなりました。１日に70人程度の患者さんを診察しますが、抗生剤の処方は１日１例くらいです。

新型コロナ後遺症にも顕著な効果を示しています。中学受験を控えた11歳の小学生男児は、新型コロナ感染後に強い倦怠感や疲労感が続き、初診時は松葉杖をついて来院したほどでした。それが数回のＥＡＴ実施によってすっかり回復しました。無事に受験に臨むことができ、みごと第一志望校に合格したとご連絡をいただいたときは、わがことのようにうれしくなりました。

ほかにも、舌痛症《ぜっつう》（明らかな病変がないのに舌が常に痛む病気）、ヘバーデン結節（手の人差し指から小指の第１関節が赤く腫れたり、変形して曲がったりする病気）、むずむず脚症候群（じっとしているときに、脚にむずむずするような異常な感覚や痛み、かゆみが生じる病気）、唾液分泌過多など、原因不明で有効な治療法がない病気や不調が改善した例も多くあります。

残念なことに現時点では慢性上咽頭炎の概念や治療については医学の教科書に記載もされておらず、耳鼻咽喉科医でも知らない人が大半です。さらなるデータの積み重ねや検証の上、慢性上咽頭炎の概念をより広く普及することが今後の課題です。

なお、ＥＡＴは基本的に副作用のほとんどない治療法ですが、慢性上咽頭炎が強いほど、治療に痛みを伴うことが避けられません。ストレスが病状に大きく関わっているような症例では、痛むことがストレスになり、悪化を招く場合もあるかもしれません。この点は事前によく説明し、患者さんに納得・安心していただけるように努めるべきだと考えます。

【はぎの耳鼻咽喉科】

住所：東京都町田市玉川学園7-1-6 リビエール玉川学園 1F
☎：042-728-8737　HP：https://www.hagino-jibika.com/
診療時間：9:30〜11:45　14:30〜17:45
休診日：木、土（第２・第４土曜の午前のみ診療）、日・祝日　要予約

後鼻漏などの改善率は8割以上！新型コロナ後遺症が治り、職場復帰した人も

大野耳鼻咽喉科院長　大野芳裕（東京都福生市）

私が慢性上咽頭炎の治療に取り組み始めたのは、25年ほど前のことです。とある症例を先輩の耳鼻科医に相談したところ、「これは上咽頭炎だよ」と言われ、塩化亜鉛による処置を教わりました。その後、いろいろな症例を注意深く見てみると、たしかに上咽頭に炎症がある人は多く、ＥＡＴにより症状が改善する例が多数ありました。私の臨床経験では、8～9割の患者さんはよくなると感じています。

２０２２年には、慢性上咽頭炎に対するＥＡＴの治療効果に関する研究報告を行いました。２０１９年4月から翌年12月までに慢性上咽頭炎と診断し、治療した１５４例の治療

経過をまとめたものです。**患者さんへのアンケートによる自覚症状（主訴）の改善率は85・7％で、後鼻漏、のどの痛み・違和感、咳、痰、鼻づまりなどの症状のいずれにも有意な改善が見られました。**内視鏡で上咽頭粘膜の状態を調べた画像所見でも76・0％の改善率を示しました。

具体的な症例をご紹介しましょう。Qさん（39歳・女性）は後鼻漏、のどの違和感、耳鳴り、耳閉感（耳がふさがった感じ）、立ちくらみなどを訴えていました。「写真1」は初診時の内視鏡画像です。上咽頭に強い充血と後鼻漏、白く膨らんだ嚢胞《のうほう》（袋状の病変）が認められます。この嚢胞がのどの違和感につながっていたと考えられます。嚢胞は初診時に穿破《せんぱ》（破ってつぶすこと）しました。

「写真2」は週1～2回のEATを5カ月にわたって実施した後です。充血や嚢胞はなくなり、粘膜の表面がきれいになりました。後鼻漏、のどの違和感、耳鳴り、耳閉感は消失。立ちくらみは少しあるものの改善。顔の乾癬（皮膚が赤く盛り上がり、フケのようなカサカサした白いかさぶたができる皮膚病）もよくなったとのことでした。

写真1: 初診時の内視鏡画像

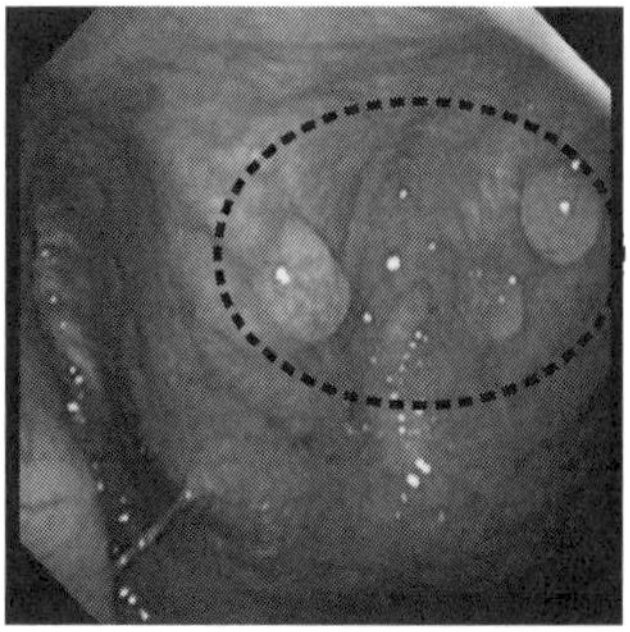

充血や白く膨らんだ嚢胞が認められる

写真2：治療後

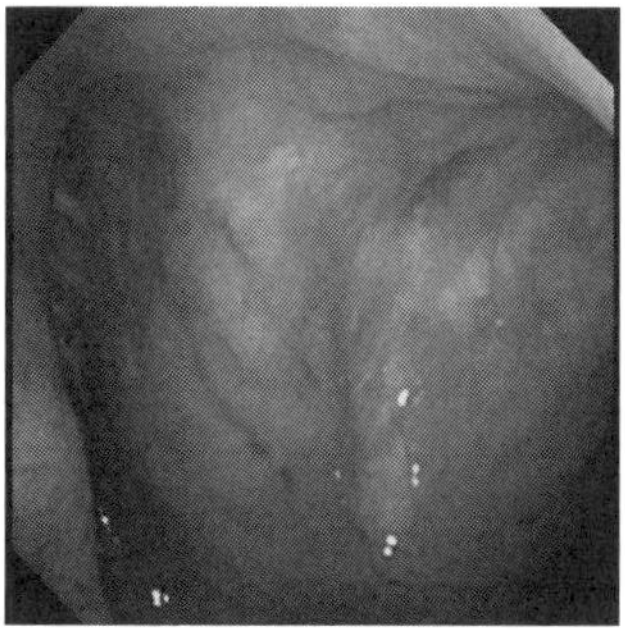

充血や嚢胞がなくなり、粘膜の表面がきれいになった

ＥＡＴが重度の新型コロナ後遺症に有効だった例もあります。Ｒさん（55歳・男性）は２０２１年８月に新型コロナに感染した後、ひどい全身倦怠感に悩まされるように。体に力が入らなかったり、痛みを感じたりして、身の回りのことも満足にできず、休職せざるをえませんでした。２０２２年３月にいったん職場復帰を試みたものの、思考力や注意力が低下する「ブレインフォグ」の症状がひどく、すぐ再度の休職となりました。

実はＲさんはこの間に他院でＥＡＴを受けていましたが、改善効果は見られず、わらにもすがる思いで当院を受診されたのが２０２２年４月のことでした。内視鏡所見では、上咽頭の粘膜にボコボコとした隆起（病変）が認められました。当院ではＥＡＴに加えて、ＩＮＳＰＧＳ《インスピグス》※（鼻内翼口蓋神経節刺激法：詳しくは注を参照）も行いました。ＩＮＳＰＧＳはＥＡＴとよく似た手法で、刺激する部位が異なりますが、新型コロナ後遺症に有効と報告されています。

当院での初回の治療実施後、Ｒさんには「パッと視界が明るくなった」と言われました。治療開始１カ月後には「体に力が入るようになった。痛みが減った。思考力も戻ってきた」など効果を実感。半年後には「ブレインフォグはほぼ消失。体の痛みと足の脱力感が少し残る」ところまで改善。８カ月後には短時間勤務での職場復帰がかないました。１年後から通常勤務に戻り、現在は体調も落ちつき、元気に過ごされています。

当院ではこれまでに新型コロナ後遺症を50例以上は診察しましたが、ほとんどの例に慢性上咽頭炎が認められます。もともとあった慢性上咽頭炎が、新型コロナ感染により悪化することが多いのではないかと私は考えています。

慢性上咽頭炎は非常に多くの人に見られるにもかかわらず、それが数々の病気や不調を引き起こすことについては、まだほとんど注目されていない状況です。私たちは現在、日本口腔・咽頭科学会内に「上咽頭擦過療法検討委員会」を設けて、ＥＡＴの有効性を検証しています。ゆくゆくは慢性上咽頭炎が広く知られ、ＥＡＴが一般的な治療として普及することを目指しています。

※ＩＮＳＰＧＳ　田中耳鼻咽喉科（大阪市）の田中亜矢樹医師が考案した治療。上咽頭より手前（鼻腔の上方）にある翼口蓋神経節を、塩化亜鉛溶液のついた鼻綿棒を留置することで刺激する。田中医師と本書著者（堀田修）がＩＮＳＰＧＳについての共著論文を『Scholarly Journal of Otolaryngology』誌に報告している。

【大野耳鼻咽喉科】
住所：東京都福生市牛浜158 メディカル・ビーンズ2F
☎：042-530-8714　HP：https://www.ohno-ent-clinic.com/
診療時間：9:30〜12:30　15:00〜18:00
休診日：火午前、木・土午後、日・祝日　予約不要

原因不明の大腸炎が治癒。起立性調節障害が改善した例も

たけざわ耳鼻咽喉科院長　竹澤裕之（北海道帯広市）

私が慢性上咽頭炎に関心をもつようになったのは、とある患者さんとの関わりがきっかけです。その方は東京の萩野仁志先生（172ページ参照）のクリニックでEATを受け、体調不良が改善していました。そんな折に北海道に滞在することになり、当地にいる間は当院でも治療を受けたいというお話でした。

実は、上咽頭炎に対して塩化亜鉛を塗布する治療は、昔はよく行われていました。40年近く前、私が札幌医科大学の耳鼻咽喉科に勤務していた頃は、診察室に塩化亜鉛の溶液が置いてあり、のどの痛みや違和感を訴える患者さんへの処置として行うことがありました。

ただし、その頃はあくまでこれは上咽頭炎の治療だと捉えており、他の症状の改善に役立つとは考えていなかったのです。

関心をもった私は、萩野先生とやりとりをしてEATの実施方法を教えていただき、自身でも行うようになりました。すると多彩な症例で治療効果が見られ、慢性上咽頭炎と全身の症状の関わりについては、私自身がそれまでに「見えていたはずなのに、見ていなかったものがあった」と認識を新たにするほどでした。

いくつか、印象深い症例をご紹介しましょう。Sさん（70代・男性）は、のどの痛みを訴えて来院されたのですが、実は長年、原因不明の慢性的な大腸炎にも悩まされていました。内科で何度も検査や治療を受けるもいっこうに症状が改善せず、主治医も困り果てていたといいます。**それが2週に1回くらいのペースでEATを実施し、のどの痛みがなくなるにつれ、腹痛と血便を伴う下行結腸《かこうけっちょう》の大腸炎まで改善してきたのです。**正直、私も驚きましたが、3～4カ月が経過した頃には大腸炎の症状がすっかりおさまり、ご本人からもたいへん感謝されました。

もう一例、起立性調節障害の改善例です。Tさん（10代・男性・高校生）は新型コロナ感染後、朝、起き上がろうとすると激しいめまいや動悸がして、立っていられなくなる症状が起こり、学校へも行けなくなってしまいました。近隣の病院へ行くと「心因性のものでは？」と心療内科に回されそうになりましたが、そうではないと感じた保護者のすすめで、EATを受けたいと来院されました。

シェロングテスト（あお向けで安静にした状態から体を起こしたときの血圧と脈拍の変動を調べる検査）を行うと、起立時に明らかに心拍数が急上昇する「体位性頻脈症候群《たいいせいひんみゃく》」と呼ばれる状態でした。慢性上咽頭炎が認められたので、**EATを行ったところ、徐々に起立時のめまいがおさまって起きられるようになり、数カ月で学校に行けるまで回復しました。**EATにより自律神経のバランスが改善したのであろうと考えられます。

当院ではこれまでに、新型コロナ後遺症と考えられる患者さんを120例ほど診察しています。そのほとんどに慢性上咽頭炎が認められました。もともと慢性上咽頭炎があったために新型コロナが悪化したのか、新型コロナによる急性上咽頭炎が慢性化したのかは不明ですが、両者に関連があるのはたしかだと感じています。

なお、福岡歯科大学耳鼻咽喉科の西憲祐《けんすけ》先生らは、**新型コロナに感染後、上咽頭の粘膜には長期間にわたってウイルスに由来する抗原（スパイクＲＮＡ）や炎症性物質（サイトカイン）が残っている**と報告しています。ＥＡＴで上咽頭をこすることでこれらの物質が減少し、新型コロナ後遺症の改善に役立つのではないかと考えられます。

最近では新型コロナに対する世間の警戒心も薄れてきつつあるようですが、今なお後遺症に苦しんでいる方も多くいますし、現在も流行の波は衰えていません。ＥＡＴの効果をさらに検証し、予防や治療に役立てられたらと期待しています。

【たけざわ耳鼻咽喉科】
住所：北海道帯広市西19条南3丁目35-4
☎：0155-41-2001　HP：https://www.takezawa-clinic.com/
診療時間：9:00〜12:30　14:00〜17:30
休診日：木・土午後、日・祝日　予約不要

おわりに

本書の中でも触れましたが慢性上咽頭炎とEATは1960年代に構築された、日本オリジナルの概念です。しかし残念なことに、一時期は脚光を浴びたようですが、いくつかの理由があり、その後は医療の表舞台から忘れ去られてしまいました。

かつて、Bスポット治療と呼ばれていたEATが万病に効くという論調が、かえって医師の信頼を失ってしまったという歴史があるようですが、私自身、4000例のEATを経験して、EATはさまざまな病態や症状の改善に有効であることを確信しています。しかしながら、EATが有効と思われる疾患でも改善効果が途中で頭打ちになるものがあり、それを超えるのが今後の課題だと感じております。

EATの普及を妨げる重要な理由として、診療報酬の極端な低さがあります。「先生、もっと治療費を取ってください」。EATを受けている患者さんたちからこんな声をよく聞きます。EATは医療機関の経営にはまったく役立たない治療法というわけなのです。

ところが近年、慢性上咽頭炎とEATに再び注目が集まり、EATを行う医療機関が増加しつつあります。その要因として、2013年に発足した日本病巣疾患研究会で慢性上咽頭炎とEATを積極的に取り上げてきたこと、2019年に日本口腔・咽頭科学会に上咽頭擦過療法検討委員会が発足したこと、新型コロナ後遺症の治療としてEATが注目されたことなどがあるかもしれません。

しかし、最大の要因は「悩める患者さんが情報を収集してEATに関心を持ち、全国でも数少ないEATを行う医師を探してEATを受け、その成果を情報発信する」という患者さん一人ひとりの地道な作業の積み重ねだと思います。

現在はネットの普及などにより患者さんの情報収集能力が格段に高まっており、患者さんのニーズが医療のあり方に大きな影響を及ぼしています。医療の最終受益者である患者さんに慢性上咽頭炎やEATに対する正しい認識が広まり、それが最終的に国の医療政策によい影響を与え、医師がEATを行いやすい状況となれば、もっと多くの方々が容易にEATの恩恵を受ける世の中になると私は考えます。本書を少しでも多くの人々に読んでいただき、慢性上咽頭炎とEATの正しい理解につながることを願います。

稿を終えるにあたり、本書の症例提示に御協力いただいた萩野仁志先生、大野芳裕先生、竹澤裕之先生に深謝いたします。また本の作成にご尽力いただいた仁科遥様、山本太郎様、林ユミ様に心より感謝申し上げます。

二〇二四年一月　堀田修

商品お問い合わせリスト　本書の第3章で紹介した商品の一覧です。

上咽頭洗浄液

「ミサトール リノローション」
AdaBio（アダバイオ）株式会社
https://www.rhino-lotion.com/

「MSM プレフィア」
株式会社純華
https://hana-senjo.com/

「NANO DENTAL α」
日本ビテイリース株式会社ナノスイカンパニー
https://nanosui.jp/nano_dental/

鼻うがい

「サイナス・リンス」
ニールメッド株式会社
https://www.neilmed.jp/

「サイナスヘルパー」
株式会社エントリージャパン
https://www.sinushelper.com

「ハナノア」
小林製薬株式会社
https://www.kobayashi.co.jp/brand/hananoa/

「ハナクリーン」
株式会社東京鼻科学研究所
https://hana-clean.com/

「フロー・サイナスケア」
株式会社モリタ
https://www.flo-ent.jp/index.html

口テープ

「マウスリープ」
株式会社ヨシダ
https://service.yoshida-dental.co.jp/ca/series/10354
※医療従事者向けのページです。商品については、かかりつけの歯科医院にご相談ください。

「ナイトミン鼻呼吸テープ」
小林製薬株式会社
https://www.kobayashi.co.jp/brand/nightmin/tape.html

「ネルネル」
株式会社三晴社
https://www.sansei-sha.co.jp/kokyu/neruneru.html

「優肌絆　口とじテープ」
AdaBio（アダバイオ）株式会社
https://store.yubinoba.com/products/detail/2779

慢性上咽頭炎の診療・EATを実施している医療機関

認定NPO法人日本病巣疾患研究会のホームページにて、
慢性上咽頭炎の診療やEAT（上咽頭擦過療法）を行っている
全国の医療機関を公開しています。
下記QRコードまたはURLよりご確認ください。

https://jfir.jp/eat-facilities/

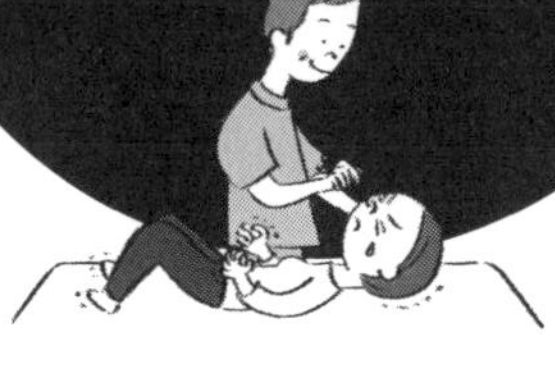

堀田 修（ほった おさむ）
1957年、愛知県生まれ。防衛医科大学校卒業、医学博士。「木を見て森も見る医療の実践」を理念に掲げ、2011年に仙台市で医療法人モクシン堀田 修クリニックを開業。特定非営利活動法人日本病巣疾患研究会理事長、IgA腎症・根治治療ネットワーク代表、日本腎臓学会功労会員。2001年、IgA腎症に対し早期の段階で「扁摘パルス」を行えば、根治治療が見込めることを米国医学雑誌に報告。現在は、同治療の普及活動と臨床データの集積を続けるほか、扁桃、上咽頭、歯などの病巣炎症が引き起こすさまざまな疾患の臨床と研究を行う。近年はEAT（上咽頭擦過療法）を使った「新型コロナ後遺症」への取り組みも注目を集めている。『つらい不調が続いたら慢性上咽頭炎を治しなさい』（あさ出版）、『慢性上咽頭炎を治せば不調が消える』（扶桑社）など著書多数。

構成……………山本太郎
デザイン………小栗山雄司
イラスト………林ユミ
校正……………くすのき舎
DTP……………ビュロー平林

その不調の原因は慢性上咽頭炎にあった

発行日………2024年2月14日　初版第1刷発行

著　者………堀田 修

発行者………小池英彦

発行所………株式会社 扶桑社
〒105-8070
東京都港区芝浦1-1-1 浜松町ビルディング
電話　03-6368-8870（編集）　03-6368-8891（郵便室）
www.fusosha.co.jp

印刷・製本…中央精版印刷株式会社

ISBN978-4-594-09642-7